TRAITEMENT

DES

MALADIES DE LA PEAU

(DARTRES, SCROFULIDES, SYPHILIDES, CALVITIE)

ET DE L'ENGORGEMENT DE L'UTÉRUS

PAR LA MÉTHODE LOCALE EXPULSIVE

DU

Docteur FÉLIX ROCHARD

PROFESSEUR LIBRE DE DERMATOLOGIE

ANCIEN CHIRURGIEN DE LA MARINE MILITAIRE, EX-MÉDECIN DES PRISONS DE LA SEINE

CHEVALIER DE LA LÉGION D'HONNEUR

DE L'ORDRE CIVIL DE SAINT-GRÉGOIRE LE GRAND.

PARIS

FRÉDÉRIC HENRY, LIBRAIRE-ÉDITEUR

RUE DE L'ÉCOLE-DE-MÉDECINE, 13

ET CHEZ L'AUTEUR, 29, QUAI SAINT-MICHEL

1877

TRAITEMENT

DES

MALADIES DE LA PEAU

TRAITEMENT

DES

MALADIES DE LA PEAU

(DARTRES, SCROFULIDES, SYPHILIDES, CALVITIE)

ET DE L'ENGORGEMENT DE L'UTÉRUS

PAR LA MÉTHODE LOCALE EXPULSIVE

DU

Docteur FÉLIX ROCHARD

PROFESSEUR LIBRE DE DERMATOLOGIE

ANCIEN CHIRURGIEN DE LA MARINE MILITAIRE, EX-MÉDECIN DES PRISONS DE LA SEINE

CHEVALIER DE LA LÉGION D'HONNEUR

DE L'ORDRE CIVIL DE SAINT-GRÉGOIRE LE GRAND.

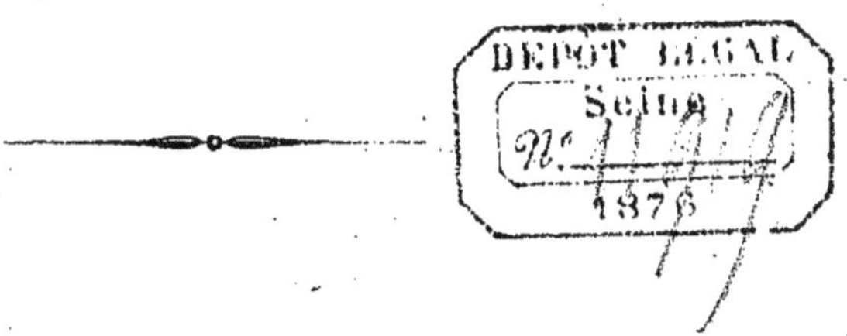

PARIS

FRÉDÉRIC HENRY, LIBRAIRE-ÉDITEUR

RUE DE L'ÉCOLE-DE-MÉDECINE, 13

ET CHEZ L'AUTEUR, 29, QUAI SAINT-MICHEL

—

1877

AU LECTEUR

« Tout médecin éclairé doit interroger la
nature : en interprétant ses lois avec intelli-
gence, il est forcément conduit au succès. »

ARISTOTE.

L'étude des maladies de la peau fait l'objet de nos médi-
tations depuis plus de trente ans. Nous avons introduit
dans la science des idées nouvelles sur l'anatomie et la physiologie de l'enveloppe cutanée, et nous avons été conduit à
la découverte d'un traitement particulier. De nombreuses
guérisons obtenues, soit dans les hôpitaux, soit dans notre
pratique privée, ont démontré à nos confrères et aux malades
l'efficacité thérapeutique de notre méthode.

Ces succès, nous les devons à l'interprétation plus exacte
des maladies de la peau, et particulièrement de celles que
nous appelons *Dartres*. Abandonnant les opinions émises et
si controversées, nous nous sommes efforcé d'établir le vrai

caractère de ces maladies. Nous avons démontré que toute éruption dartreuse ne résulte pas nécessairement d'une cause interne, d'une altération du sang, d'une diathèse, d'un état constitutionnel, mais que, très-souvent, essentiellement locale, elle a son origine dans le tissu même où elle se manifeste. C'est une distinction dont il faut tenir compte et qui doit porter à examiner attentivement le malade. Toutefois, alors même que l'on constaterait un état général, cela n'autoriserait pas à conclure, *ipso facto*, à sa prédominance; car dans beaucoup de cas, s'il peut imprimer des nuances dans l'évolution des symptômes locaux, il est sans influence sur leur production, qui s'effectue exclusivement dans les éléments cutanés.

La pathologie générale, guide le plus sûr dans les investigations cliniques, nous a conduit à faire deux grandes divisions des maladies cutanées, la première contenant celles qui ayant un siége anatomique déterminé, se groupent en espèces dartreuses, quelques-unes, compliquées de parasites végétaux, et appelées maladies parasitaires; la seconde, comprenant les maladies qui, ayant un siége anatomique indéterminé et formant des groupes divers, se localisent simultanément et successivement dans les éléments cutanés superficiels ou profonds, à l'état aigu ou chronique, et détruisent plus ou moins les parties affectées (1).

Ces travaux et ces succès ont nécessairement suscité des oppositions; mais comme le progrès finit toujours par l'emporter sur les traditionnels errements de la routine, nous

---

(1) Ces deux divisions constituent le plan du traité des maladies de la peau que nous préparons.

avons maintenant le bonheur de voir nos doctrines accueillies par l'École de Paris, acceptées par la grande majorité des praticiens, et suivies par la jeune génération médicale, pour laquelle nous avions institué, il y a quelques années, notre enseignement à l'École pratique.

Comme complément de nos précédentes recherches, nous publions succinctement aujourd'hui un chapitre : 1° sur la syphilis et les syphilides ; 2° sur la scrofule et les scrofulides.

Nous avons cherché et démontré scientifiquement, dans ce volume, la structure de la peau, ses maladies et leurs causes, et indiqué le remède efficace pour en assurer la guérison.

Si, comme nous l'espérons, quelque lumière est projetée sur ces questions, — jusque-là si obscures, — nous nous en réjouirons, à la pensée surtout des heureux résultats qu'en retireront les malades.

On s'est élevé en vain contre les spécialités. Une matière sur laquelle l'attention se fixe sans cesse s'illumine chaque jour davantage. C'est ce que prouvent nos découvertes successives et ce qu'a fort judicieusement fait ressortir notre savant confrère, M. le docteur Delasiauve, dans une analyse bienveillante consacrée à notre *Traité des Maladies de la peau*, 1860, et à laquelle nous sommes heureux d'emprunter le passage suivant :

« En considérant les qualités exceptionnelles qui distin-
« guent le livre de M. Rochard, l'horizon qu'il ouvre à la
« science et à la pratique, son mérite de composition et de
« style, on peut sans crainte lui prédire un succès assuré. Cet
« exemple, du reste, prouve une fois de plus combien la
« concentration de l'esprit sur un seul sujet peut communi-
« quer de force. L'encyclopédisme aura beau prétendre, les

« détracteurs auront beau s'agiter, ils n'aboliront jamais
« cette loi qui, dans le présent comme dans le passé, livre le
« succès des plus importants progrès à ceux qui circonscri-
« vent leurs efforts dans un cercle étroit et accessible. » (*Gazette de médecine et de chirurgie*, tome VII, n° 33, page 542.)

Une grande impulsion est donnée au mouvement scientifique, et nous apportons notre pierre à l'édifice. Quand tout
marche, ne pas avancer c'est reculer.

F. ROCHARD.

ÉTUDES

SUR

LES MALADIES DE LA PEAU

I

HISTORIQUE, PATHOGÉNIE ET TRAITEMENT DES DARTRES.

> « Durum et difficile tractanti malum her-
> petes offerunt, nec facilius de eis differenti...»
> (LORRY, *De herpetibus*, p. 264.)
> Rien de difficile comme le traitement des
> dartres, en établir la différence n'est pas
> plus aisé.,...

En acceptant le mot *dartres* pour caractériser toute une grande classe d'affections cutanées, nous ne nous sommes pas dissimulé les objections qui devaient s'élever contre notre nomenclature. La réaction provoquée par celle d'Alibert qui, réunissant ces affections, en avait formé un de ses groupes, est encore puissante. Mais ce qui n'était, chez l'illustre dermatologue, qu'une aperception, était devenu pour nous une certitude scientifique, nous avons pu, saisissant le joint vulnérable des théories adverses, baser notre détermination sur des considérations positives, irréfragables.

Dès l'antiquité, sitôt que les maladies de la peau ont fixé

l'attention médicale, l'observation en a, comme d'instinct, distingué quelques-unes par leurs caractères communs. Ce sont celles qui furent rangées sous la dénomination collective d'*herpès* (de ἑρπείν, ramper), dénomination appliquée indistinctement dans le principe par les Grecs et les Latins à tous les ulcères rampants de la peau.

Pour éviter la confusion à cet égard, Galien a dit : L'herpès n'est pas toujours un ulcère. « Herpes non semper ulcus est.» Il désigne surtout et seulement sous ce nom les éruptions qui, rongeant superficiellement le tégument externe, diffèrent ainsi des ulcères phagédéniques qui s'attaquent même aux parties sous-jacentes.

Les herpès, ainsi définis, sont ce qu'en France on a justement appelé *dartres*, dont il faut, toutefois, exclure la variété dite rongeante comme applicable non aux altérations superficielles, mais à des lésions profondes rapportées aujourd'hui à la scrofule ou à la syphilis. Si, dans son acceptation étymologique, le vieux mot gaulois *dartre*, de δαρτος, écorchure, n'a qu'une signification vague, le langage vulgaire, à défaut des auteurs qui l'ont employé ou omis, lui en a donné une plus certaine en le rendant synonyme de *maladies chroniques de la peau.*

Joubert, dans sa traduction de Guy de Chauliac, emploie le mot *dertes* ou *dartres*; Fernel, Sauvages, en l'inscrivant dans leur pathologie, ont pour ainsi dire consacré scientifiquement sa légitimité médicale. L'école anglaise de Willan l'a dédaigneusement repoussé. Mais, ingénieusement réhabilité par Alibert, il a conquis de nouveau sa place définitive. Dans son groupe des dermatoses dartreuses, l'éminent praticien a rapproché ainsi des maladies dont le symptôme dominant, la *reptation*, rappelle très-bien l'ensemble des espèces herpétiques.

En vain, Biett, MM. Cazenave, Gibert et Devergie ont-ils répudié comme faux et inutile le mot *dartres* au profit des idées de Willan, dont ils ont introduit chez nous la classification avec des modifications favorables à un diagnostic plus précis. Cette expression a survécu et si bien qu'aujourd'hui, pour M. Hardy comme pour Alibert, les dartres constituent une famille naturelle que le médecin de Saint-Louis subordonne à un état général : la *diathèse dartreuse,* cause occulte équivalant au vice dartreux des anciens, et confondant en une même entité morbide l'eczéma, le psoriasis, le lichen et le pityriasis.

M. Bazin rejette la diathèse de M. Hardy. Pour lui, les dartres, dont il reconnaît neuf espèces, sont liées à une maladie constitutionnelle et qui prend rang à côté de la scrofule, de l'arthritis et de la syphilis. Une divergence fondamentale existe sans doute entre ces deux dermatologues. Mais ce qu'il importe, au point de vue que nous envisageons, c'est de constater que l'un et l'autre admettent les dartres auxquelles nos efforts, à nous-même, ont pour but d'assigner une place incontestée dans le cadre dermatologique.

Ce court aperçu, nous le croyons, justifie suffisamment l'opportunité et l'emploi du mot *dartres,* et pour que, désormais, personne ne songe à le bannir du vocabulaire scientifique, nous allons essayer, problème nosologique de la plus haute importance, de préciser par une détermination rigoureuse le caractère des maladies qui composent notre groupe dartreux, et de fixer respectivement pour chacune le siége anatomique distinct où se passe, en définitive, leur évolution tout entière.

Les dartres ont, de tout temps, été l'écueil de la pathologie cutanée. On n'a pu ni les définir ni les classer. De là, la difficulté de leur opposer des moyens de traitement uniformes et efficaces. Sous le rapport de la description, les uns, comme Alibert, n'en ont envisagé que les aspects extérieurs ; d'autres, avec Willan et Biett, se sont efforcés de les différencier d'après le caractère primitif de la manifestation locale. Les interprétations n'ont pas moins varié quant à leur nature. Ce qui est ici l'expression d'une action générale, d'une diathèse ou d'une spécificité, là se réduit à un élément purement dermique. Aussi voit-on préconisés tour à tour, suivant les perspectives, soit les émollients, les émissions sanguines, les évacuants, les dépuratifs, les toniques, les substitutifs ou les applications externes.

Une expérience déjà vieille, aidée d'une réflexion soutenue, nous a permis d'entrevoir un nouvel horizon et d'échapper à cette atmosphère d'incertitude. Le désir de nous rendre compte de l'action thérapeutique des médicaments nous conduisit naturellement, aucune doctrine ne nous donnant ce secret, à en rechercher les conditions dans la structure et les fonctions de l'organe cutané. Quelques travaux antérieurs nous indiquaient cette voie, ceux de Malpighi entre autres. Guidés par ses découvertes en anatomie cutanée, Boerhaave, Morgagni, Astruc, Jackson, etc., tout en accordant encore une forte créance aux humeurs viciées, tendaient cependant, d'une manière sensible, à isoler ces éléments tégumentaires et à les considérer comme susceptibles d'affections séparées. Ils en faisaient seulement le siége de l'élimination morbide. Plus dessiné que ses devanciers, Lorry, le premier, rapporte à des éléments distincts la variabilité des produits sécrétés dont la consistance, la couleur et la nature dépendent de cette diversité d'origines anatomiques.

Alibert, quoique vacillant dans ses explications, incline au fond vers les mêmes vues. Après avoir confessé que, de son temps, on n'avait rien écrit de satisfaisant sur la formation des dartres, il fait cette réflexion : « L'homme, dit-il, s'est toujours cherché dans son intérieur, il s'est négligé dans son enveloppe. » Et plus loin : « Il est bien aisé pourtant de voir que les modes d'altération les plus familiers à la peau, quand elle a ressenti, plus ou moins, les effets de l'inflammation chronique, consistent dans des changements presque tous relatifs à sa texture. »

Biett prévoit l'époque prochaine où prévaudront les théories localisatrices. Cette manière de voir fut celle de M. Devergie, qui fit, dans ce sens, quelques tentatives, malheureusement infructueuses. Breschet en lit la démonstration dans l'organisation complexe de l'enveloppe extérieure. M. Cazenave y consacre un savant mémoire, en 1843. M. Sappey attend lui-même une réforme radicale. Enfin, on peut ajouter ce passage d'un discours prononcé le 8 décembre 1851, par M. Claude Bernard, à l'ouverture de son cours de médecine et de physiologie au collége de France : « Rien ne saurait être créé en « pathologie sans que la physiologie ne vienne en quelque « sorte y présider. On est complétement dans le faux lorsqu'on « admet des entités, des principes morbides en dehors de la « physiologie. *Certaines affections de la peau ne sont qu'une am-* « *plification de structure, ou d'une action naturelle.* »

Partant de ces vues, et afin de mieux pénétrer dans le dédale obscur des phénomènes cutanés, nous aidant des connaissances récemment dues à l'investigation microscopique, nous avons été conduit à une première distinction qui nous a paru capitale, à séparer le derme, sorte d'enveloppe mécaniquement contentive, des éléments superposés. Concentrant dès lors sur ceux-ci l'effort de notre examen, nous avons pu, par la constatation de leur subordination et de leur rôle, suivre le mouvement pathogénique des dartres, saisir la raison de leurs différences, nous faire une idée du mode curatif des médications et, en particulier, de celle dont nous faisons le plus souvent usage.

Tout d'abord s'offre le réseau sanguin qui apporte la vie, l'aliment et les matériaux d'élaboration. Ensuite s'observent les papilles nerveuses où pénètrent et s'enchevêtrent les anses vasculaires et nerveuses qui contribuent pour leur part à l'animation des tissus et président spécialement à la sensibilité tactile. Maintenant, des extrémités, des plexus sanguins exsude un plasma contenant des cellules qui, en s'organisant, constituent le corps muqueux ou réseau de Malpighi, lequel, à son tour, à mesure que se multiplient les cellules, produit, par la condensation de ses couches superficielles, l'épiderme ou substance cornée, et, se réfléchissant dans les anfractuosités du derme, donne lieu ici aux glandes sébacées, là aux bulbes pilifères, aux glandes sudoripares, et à la matrice des ongles. L'humeur sébacée, les ongles et les poils, analogues à l'épiderme, sont dus à une transformation spéciale des cellules muqueuses, qui dans le poil, par exemple, de molles et arrondies au fond du bulbe, affectent, en s'élevant, la forme ovoïde, puis fusiforme avec une consistance de plus en plus ferme. Plus vasculaires et plus nombreuses, faisant, si l'on peut ainsi dire, fonction de filtre pour la transpiration cutanée, les glandes sudoripares peuvent être seulement considérées comme des organes d'élimination excrémentitielle. Quant aux vaisseaux lymphatiques, les plexus si abondants qu'ils forment sont plus superficiels que les plexus sanguins et nerveux, et bien que jusqu'à présent ou n'ait pu déterminer, d'une manière précise, leurs attributions, il n'est pas néanmoins impossible à l'induction de fonder sur leurs altérations morbides l'explication de certaine espèce dermique.

Plus ou moins les mêmes au fond, les variétés dartreuses dépendent des circonstances que nous venons de mentionner. Abstraction faite des causes spéciales, dont la réalité incontestable a été exagérée, un phénomène primitif s'impose à notre observation. Le système sanguin est le siége d'un mouvement congestif qui, dans les dartres, se traduisant par une inflammation lente et chronique, à différents degrés, se particularise selon les points d'élection qu'il affecte.

Le travail phlegmasique reste-t-il concentré dans le système sanguin sus-papillaire, par suite, l'excès ou la diminution de l'exsudation séro-plastique, la formation abondante des cellules muqueuses, leur détérioration ou leur dessiccation rapide, détermineront l'eczéma, le psoriasis et le pityriasis. Au contraire, l'action morbide se dirige-t-elle vers les glandes sébacées ou les follicules pileux, on aura les acnés et les sycosis. La congestion envahit-elle les papilles nerveuses, il se produit, suivant la proportion plus ou moins grande des vaisseaux sanguins qu'elles reçoivent, du lichen ou du prurigo. Les groupes de plexus lymphatiques sont-ils enfin atteints, on observe les pustules psydraciées de l'impétigo. Les glandes sudoripares, n'ayant, comme nous l'avons exprimé plus haut, qu'une fonction excrémentitielle, n'occasionnent pas de dartres.

Celles-ci, on le voit d'après les distinctions que nous venons de faire, se limitent à huit espèces correspondant à cinq siéges anatomiques. Elles ont, d'ailleurs, pour caractère, indépendamment de leur marche chronique et d'autres attributs communs, d'attaquer les parties les plus superficielles de la peau et dont les fonctions consistent à la régénérer et à l'entretenir. Ajoutons que l'abondance ou l'activité de tel ou tel élément, suivant les régions cutanées, expliquent la prédilection respective des espèces dartreuses pour des siéges déterminés, et même, sous ce rapport, l'intensité variable de leurs manifestations. Leur aspect, enfin, peut, dans certains cas, présenter des nuances de coloration qui, sans toucher au fond du mal, méritent d'être notées; elles dépendent des modifications diverses ou de la persistance exagérée de la sécrétion pigmentaire.

Ou nous nous abusons, ou les explications qui précèdent rendent sensible la formation des dartres et mettent sur la voie du mode curatif qu'il convient de leur opposer. « Celui qui connaît la place d'une maladie dans l'ordre naturel, dit M. Martins (Thèse inaug., p. 6), sait aussi quel est le meilleur traitement à suivre. » La physionomie qui distingue chacune de ces affections n'exclut pas le lien de famille qui les réunit. On trouve ici, comme dans beaucoup de phénomènes de la nature, diversité et unité. Sous le contraste des symptômes domine, fait culminant, la congestion.

Celle-ci, sans doute, a une cause. Mais si la phlegmasie chronique qui en résulte doit quelquefois à son origine un cachet spécial, dans la grande majorité des cas, tout se réduit, pour le thérapeutiste, aux effets locaux; et alors même que des indices accuseraient un principe général, la congestion n'en mériterait pas moins une considération directe et extrême. La modification de l'état constitutionnel n'empêcherait nullement qu'on ne dût combattre dans son siége même l'engorgement inflammatoire.

Or, c'est précisément ce qui justifie, dans les cas les plus graves et en apparence les plus divers, les succès de notre méthode dont, on le sait, le composé d'iode et de calomel forme la base. Le mouvement que déterminent profondément les onctions appliquées sur la surface malade, en activant la congestion, augmente la vitalité fonctionnelle des tissus affectés et provoque une rapide et surabondante élimination de leurs produits. Dans chaque espèce dartreuse, les matières excrétées sont, dès lors, sauf la quantité et l'altération, de même nature que les produits normaux. Ainsi l'acné fournit la substance graisseuse des glandes sébacées; dans l'eczéma, la fluidité du plasma se traduit par le soulèvement vésiculeux de l'épiderme, se compliquant, lorsque la phlegmasie dépasse une certaine mesure, de fissures et de croûtes, dues les unes à la disjonction et à l'entraînement des cellules épidermiques désorganisées, les autres aux mêmes cellules mélangées de sérosité et de pus qui se dessèchent au dehors ; par la condition opposée, le défaut d'humidité, les couches épidermiques plus sèches, tantôt se détachant, s'épaississant ou se superposant, donne lieu, sous diverses formes, aux squames ou squamules du psoriasis et du pityriasis. Dans le sycosis (et on pourrait le dire du favus, qui, à bon droit, devrait figurer parmi les dartres), l'excrétion pustuleuse se compose de pus avec un détritus de cellules du bulbe pilifère et de poils qui, s'ils ne tombent pas, sont presque toujours altérés. La petite desquamation qui surmonte la papule lichénoïde tient à la dessication d'une gouttelette séreuse répandue au sommet. Quant au point noirâtre du prurigo, nous l'avons dit, il n'est autre qu'une légère coagulation sanguine provenant de l'excoriation de la pointe de la papule. Enfin, les produits de l'impétigo participent, en grande partie, de la nature lymphatique.

L'expérience confirme ces données. Dans son action, le médicament exerce une influence non-seulement puissante, mais élective sur les éléments malades. L'excrétion provoquée est en rapport avec l'excrétion pathologique et normale. Ses proportions, d'autre part, ne sont pas uniformes. Abondante dans le principe, elle diminue d'une manière progressive pour s'éteindre ensuite définitivement. L'amélioration suit une marche correspondante. En général, la cessation de l'action topique est pour nous l'indice d'une guérison assurée.

Les onctions, du reste, ne se font pas d'une manière continue, mais par périodes successives. On les réitère d'abord quotidiennement et à doses plus ou moins concentrées jusqu'à ce que la réaction locale produise ce que nous appelons une *poussée*, c'est-à-dire le mouvement expulsif aboutissant à l'élimination forcée de produits morbides. Ceux-ci, s'accumulant sur la surface cutanée, se dessèchent et tombent. Une fois la peau modifiée, on renouvelle l'opération, et lorsque, après plusieurs essais, on observe que le médicament reste sans action, en même temps que la peau, par suite du retour physiologique de la sécrétion, a repris son aspect naturel, on discontinue le traitement, ce qui parfois se réalise en quelques semaines ou peut exiger plusieurs mois. Les insuccès sont rares, les récidives plus rares encore.

Alibert, pour dépeindre l'action des eaux de Louesch, avait imaginé le nom de *poussée*. Pour nous, ce terme n'a pas la même signification. Le mouvement éruptif, sous l'influence des eaux de Louesch, se généralise à la périphérie. Il se restreint, en ce qui concerne le composé d'iode et de calomel, au siége exclusif de la dartre.

L'effet thérapeutique a d'ailleurs quelque chose de *sui generis*. Locale sans doute, l'opération néanmoins n'a rien de commun avec les préparations externes qui font graduellement disparaître l'irritation chronique ainsi que les engor-

gements, les sécrétions et les croûtes. Il y a là une sorte de
travail fonctionnel. C'est par le jeu actif des parties et non par
la seule modification de leur vitalité, que la détersion s'effectue. Ce mode ne sera pas confondu non plus avec les onctions
mercurielles, certaines eaux thermales, les sudorifiques, etc.
Aurait-on affaire à une dérivation, à une révulsion? Non, car
tout se passe ici sur l'emplacement même. Un rapprochement
est plus rationnel avec la méthode substitutive; la similitude,
toutefois, est loin d'être complète, la simple transition d'un
état chronique à un état plus aigu ou son remplacement par
quelque forme irritative n'offre qu'une faible image de cette
forte aspiration éliminatoire qui se résume dans le mot *poussée*
et dont la considération nous a suggéré l'idée d'appliquer à
notre méthode la dénomination de *locale expulsive*, pour caractériser énergiquement cette puissante attraction du dedans
au dehors à laquelle donne lieu notre médication.

La méthode expulsive représente véritablement une série
de phénomènes inappréciés, un ordre tout nouveau d'influences curatives qui mérite de figurer à côté des autres
ordres dont se compose actuellement la thérapeutique.

Disons, en terminant, que si notre thérapeutique a contribué à élucider l'étiologie et la nature des dartres, son efficacité consiste surtout dans la puissante attraction du dedans
au dehors, ou *poussée*, que, par une imitation du mouvement
physiologique de la peau, le médicament détermine sur l'emplacement même du mal. Cette expulsion locale des produits
morbides caractérise la méthode que nous avons appelée *expulsive*, à cause de l'action spéciale du nouveau composé chimique, iode et calomel, que nous employons.

Pour l'innocuité, comme pour l'efficacité, notre méthode
comporte d'incontestables avantages. Il est certainement des
cas invétérés dans lesquels elle doit échouer comme les
autres : comment restituer aux tissus la texture normale et la
vitalité qu'ils ont perdues? Mais dans les cas moins désespérés,
et alors que les traitements ordinaires demeurent infruc-

tueux, son emploi est généralement suivi des modifications les plus favorables et les plus promptes, et, loin que l'action du nouveau composé chimique altère le tissu cutané, elle contribue plutôt à rendre à ce tissu le poli et la souplesse de l'état sain.

Chez un grand nombre de malades, l'éruption, de date fort ancienne, avait été inutilement combattue par des médications suivies et régulières. Beaucoup d'entre eux avaient passé plusieurs saisons aux eaux minérales, notamment à Louesch, l'une des sources les plus réputées contre les dermatoses chroniques, et n'en avaient retiré aucun profit. Au lieu de s'amender, le mal, chez la plupart, s'était aggravé. La santé, enfin, se trouvait généralement compromise par de fâcheuses complications, soit des migraines opiniâtres, des palpitations, de la gastralgie, de la constipation ou un trouble notable dans la menstruation. Or, tous ces accidents ont cédé à notre traitement dans l'espace de deux à six mois au plus : les téguments détergés, modifiés, ont recouvré leurs propriétés normales en même temps que la santé générale s'est rétablie.

Ces résultats s'expliquent, du reste, si l'on considère l'énergie de l'action topique du médicament; sous l'empire de cette stimulation, la peau s'anime, la circulation s'accélère, la chaleur augmente. Une *poussée* abondante se fait sur les parties altérées. La matière de cette excrétion est constamment identique avec celle fournie naturellement par la maladie elle-même, pus, sérosité, squames, selon que l'on a affaire à une acné, à un eczéma, à un psoriasis. Survient bientôt une détente, les croûtes, les squames tombent et laissent à nu une surface de moins en moins malade, à mesure que les opérations se répètent. Quand la poussée ne se fait plus, que l'excrétion se tarit tout à fait, c'est que la guérison est obtenue.

Notre méthode expulsive emprunte une grande partie de sa valeur à l'opportunité et au mode de son emploi. Tous nos efforts sont dirigés vers la recherche des indications ; la ha-

ture du mal, son étendue, son ancienneté, son évolution morbide, sa marche, ses complications et les dispositions des
sujets, décident à la fois des doses du médicament, du nombre, de la durée et du rapprochement des applications, subor-
données d'ailleurs aux effets produits.

Une condition surtout prime la situation : approfondir la
structure de la peau, connaître histologiquement et physio-
logiquement l'élément anatomique, siége de la maladie. Cette
nécessité impérieuse n'a cessé d'être notre préoccupation
constante, car l'expérience nous confirme chaque jour que
dans toutes ces notions se trouve la raison de l'efficacité de
notre méthode et des modifications accidentelles dont elle est
susceptible. Le soin raisonné des applications, l'observation
assidue des phénomènes produits qui, si l'on peut s'exprimer
ainsi, nous permet d'assortir les nuances thérapeutiques avec
la gamme variable de l'excitation, exercent sur les résultats
une influence toute-puissante. Dans cette vigilance inces-
sante de l'homme de l'art gît précisément la supériorité de
notre méthode.

La répercussion a été objectée. Cet inconvénient, qu'on peut
redouter des médications agissant par suppression directe du
mal, n'est pas possible avec un remède qui, loin de retenir
au dedans les principes morbides, les force, attirés vers le
derme, à sortir par les voies excrétoires. *Causa sublata, tollitur
effectus.*

En terminant, nous croyons devoir faire ressortir les pro-
positions suivantes :

1° Dans l'étude histologique de la peau, il faut séparer le
derme des éléments superposés. La pathogénie des dartres est
alors nettement saisie, et l'observateur peut s'expliquer les
différences que présentent ces lésions cutanées suivant le
siége qu'elles occupent.

2° Il existe huit espèces de dartres, correspondant à cinq
siéges anatomiques ; leur caractère commun est d'attaquer
les parties les plus superficielles de la peau.

3° La congestion, cause efficiente, est toujours, quel que soit son point de départ, unique pour toutes les formes.

4° Les manifestations dartreuses, compliquées ou non de parasites végétaux, sont purement locales ; il importe de les combattre par des agents thérapeutiques locaux, exerçant sur les éléments malades une action élective et puissante.

5° Le composé d'iode et de calomel est, dans ce cas, d'une grande efficacité : il détermine un mouvement expulsif qui aboutit *nécessairement* à l'élimination des produits morbides.

II

DU PARASITISME VÉGÉTAL DANS LES MALADIES DE LA PEAU.

I

Jusqu'alors les cryptogames, dont la présence a été constatée avec évidence dans le cours des maladies cutanées, ne sont qu'au nombre de trois, c'est-à-dire le *trichophyton*, le *microsporon*, l'*achorion*. On sait que les deux premiers cryptogames appartiennent à la tribu des torulacées, que le troisième appartient à celle des oïdiées, et que cette dernière tribu, d'une structure plus complète, est douée de sporules, de mycélium et de réceptacles, tandis que la première a, tout au plus, le spore et le mycélium, et quelquefois le spore seulement.

L'existence du parasitisme végétal est désormais un fait acquis à la science, mais en nous faisant le rapporteur de ce qui a été dit et écrit à ce sujet, nous nous garderons bien d'assurer que, dans les maladies de la peau, il n'y a rien de plus ni rien de moins que ce que les dermatologues micrographes ont cru y voir à travers le grossissement de leur microscope.

On ignore la date précise de la découverte de certains parasites animaux dans l'espèce humaine, car plusieurs, comme les poux, semblent avoir été connus de tout temps. Déjà Avenzoar, médecin arabe, a indiqué l'existence de l'*acarus scabiei* ; quant aux parasites végétaux de la peau, c'est tout récemment qu'on les a aperçus. Ainsi, il n'y a guère que trente ans que Schonleïn a donné la description du parasite végétal de la teigne faveuse, qui porte aujourd'hui le nom d'*achorion Schonleïnii*. D'habiles micrographes, parmi lesquels il faut signaler Fuchs, Bennett (d'Édimbourg), Gruby, Lebert, Ch. Robin, ont contribué à faire connaître l'histoire naturelle de ces intéressants champignons. M. Bazin, plus que tout autre en France, s'est occupé de développer le point de vue pathologique de cette question.

Certainement la constatation de la présence des cryptogames dans les maladies cutanées aura ajouté une belle page aux *Annales de la science médicale*, et en cela les auteurs de ces découvertes méritent nos plus grands éloges; mais il est à craindre que dans leur premier moment d'enthousiasme ils n'aient attribué au parasitisme végétal plus d'importance qu'il n'en a réellement dans la production des maladies de la peau. Ainsi, M. Bazin nous semble être tombé dans l'exagération lorsqu'il établit une maladie parasitaire directement et uniquement produite sur une partie quelconque du corps par la seule présence d'un parasite végétal. Nous ne pouvons nous empêcher de croire que c'est dans la vivacité de sa controverse avec ses adversaires que M. Bazin a émis cette assertion, d'autant plus que le savant dermatologiste, après avoir accordé aux parasites le droit de créer de toute pièce une maladie cutanée, semble bientôt effrayé de cette concession, puisqu'il se hâte d'avertir ses élèves de ne pas tomber dans la même erreur que Raspail qui voit des parasites dans toutes les maladies et n'y voit que cela.

En résumé, le degré d'importance de l'intervention du parasitisme dans les maladies cutanées est une question encore débattue entre les dermatologistes : nous allons la discuter à notre tour, et pour cela nous l'envisagerons dans son aspect le plus général.

Avant de constituer un état morbide, le parasitisme existe à l'état normal, en ce sens qu'on peut rationnellement le considérer, avec Bernardin de Saint-Pierre, comme rentrant dans l'ordre général des harmonies de la nature.

Ainsi, il n'y a pas un végétal, nous dit cet auteur, qui n'ait au moins cinq où six insectes pour parasites habituels. Il résulte de là une sorte de dualité vivante, végétale et animale, où l'on voit toujours produire l'aliment, et l'insecte l'absorber sans qu'on puisse dire que le premier soit victime du second ; car, en réalité, le végétal n'a souvent pas moins de profit d'être débarrassé d'une exubérance de sa propre substance, que l'animal parasite n'en a à consommer ce superflu (1).

Ici, il n'y a rien d'anormal, de *malsain*, de douloureux ; nous avons affaire à ce dualisme initial de la vie, source universelle de la nutrition des êtres, et dont le type nous est donné dans le fait de l'allaitement, où l'on voit la mère et le nourrisson tous deux également satisfaits, l'une de sentir couler son lait et l'autre de se désaltérer.

S'il avait jamais existé un homme d'une constitution si vigoureusement trempée, qu'à tous les moments de sa vie, depuis sa première enfance jusqu'à la caducité, jamais ento-

(1) Le rôle majeur des végétaux, dans l'ordre général de l'univers, tient essentiellement à leur genre de nutrition, qui leur permet de modifier la nature minérale au profit des animaux. En effet, ceux-ci réclament nécessairement pour se nourrir un aliment organique, tandis que les végétaux puisent autour d'eux dans le règne minéral les substances qui, élaborées ensuite dans leur tissu, deviendront les matériaux de leur accroissement. Dans l'état actuel de la science, tout démontre que l'aliment des plantes est essentiellement minéral, et que si certaines d'entre elles, les *Vraies parasites* (Guy, Orobranche, Cuscute, etc.), peut se nourrir de matières déjà élaborées, et par conséquent organiques; si les autres paraissent, dans certaines circonstances, pouvoir également emprunter quelque chose aux matières de nature organique avec lesquelles leurs racines sont en contact, on ne doit voir là que des faits tout spéciaux d'une valeur secondaire, et qui n'infirment en rien le grand principe aujourd'hui admis par la majorité des physiologistes, savoir : que les végétaux sont le canal par lequel les éléments minéraux du globe passent dans le corps des animaux.

(Brongniart, art. VÉGÉTAL du *Dict. univ. d'hist. nat.*, de Ch. d'Orbigny.)

zoaires, épizoaires, cryptogames n'auraient eu prise sur lui, cet homme représenterait le type de la santé parfaite.

Mais, comme l'état de santé chez tous les êtres vivants et surtout chez l'homme est toujours instable, il en résulte que l'invasion parasitique est toujours imminente ; seulement il y a une condition essentielle à l'accomplissement de l'invasion, c'est que l'intensité vitale du sujet même ait subi un amoindrissement considérable et que, de plus, quelques-uns de ses organes soient actuellement le siége d'un état morbide. En sorte que si, en présence de ces faits, on nous demande la caractéristique de chacun des deux parasitismes, normale et morbide, nous dirons que, dans le premier cas, il y a une *transsubstantiation* ascendante, c'est-à-dire s'opérant d'être inférieur à être supérieur, ce qui est entièrement conforme aux lois de la nature ; tandis que, dans le second cas, celui d'un infime cryptogame, le microsporon, par exemple, *il y a une transsubstantiation* descendante, c'est-à-dire s'opérant du supérieur à l'inférieur, ce qui est une infraction manifeste à l'ordre naturel.

Transportons-nous maintenant à Saint-Louis, auprès du lit d'un des malades dont cet hôpital est le refuge habituel. A l'aide de la loupe, nous trouvons caché dans l'épiderme soit un cryptogame, soit un acarus, peu importe. En même temps, on voit autour du domicile du parasite des désordres de différente nature, tels que rougeur, état congestif, vésico-pustules, pustules, indurations, abcès phlegmoneux, altération et chute des poils, témoins irrécusables d'un état subinflammatoire de mauvaise nature dans l'organe affecté.

A cet aspect, un observateur désintéressé se posera naturellement cette question : est-ce par l'arrivée du parasite ou par un état pathologique préexistant que la maladie commence ? Et on comprendra bien la nécessité que cette question soit résolue, puisque le mode de traitement à ordonner aux malades sera entièrement différent suivant qu'on aura adopté l'une ou l'autre opinion.

Ainsi, admettez-vous que le transport d'une sporule sur l'aile des vents, ou la chute accidentelle d'un acarus, a toujours précédé, dominé, causé même l'apparition des lésions élémentaires : alors votre premier soin sera de vous débarrasser de ces hôtes importuns, vous n'avez rien de mieux à faire que de vous armer d'une pince et de préparer des lotions parasiticides. Au contraire, croyez-vous à la préexistence d'un état morbide visible ou latent : alors, tenant compte du tempérament, des habitudes de votre patient, prenant en considération les degrés divers de congestion et d'inflammation, vous emploierez des agents thérapeutiques les plus capables de rétablir une constitution affaiblie et de combattre les désordres fonctionnels des organes affectés, après quoi il n'y a pas lieu de trop vous inquiéter du parasitisme ; car, pour peu que la guérison se prononce, on verra bientôt le cryptogame se dessécher et l'insecte déserter une table où il n'y a plus rien de servi pour lui.

Ainsi, entre les médecins qui, avec M. Bazin, dirigent leur traitement en vue d'une prédominance de l'élément parasitique, et ceux qui, avec MM. Cazenave, Chausit et Devergie, etc., le désignent en vue de la prépondérance de l'état pathologique, notre choix ne saurait être douteux ; c'est du côté de ces derniers que nous nous rangeons, et nous allons en donner nos raisons.

Il a dû arriver à M. Bazin, comme cela nous est arrivé à nous-même, d'avoir à traiter en même temps une acné et un sycosis dont on pouvait embrasser d'un même coup d'œil tous les différents phénomènes. Ce qu'il y a de frappant, c'est le peu de différence qui existe à certains moments entre les lésions élémentaires de chacune de ces maladies. Ainsi, aperçoit-on la formation des vésico-pustules d'un côté, on est à peu près certain de la rencontrer de l'autre, et il en est de même de l'état congestif, des pustules, des indurations et le reste. Or, nous avouons qu'à la vue de cette similitude d'état pathologique rendu plus sensible par le rapprochement des deux maladies, nous nous sommes trouvé invinciblement conduit à conclure que, puisque l'acné se produit en l'absence de tout parasite, il n'y aurait rien d'étonnant que le sycosis n'ait pas besoin de parasite pour se produire. C'est par le seul raisonnement que nous sommes arrivé à cette conclusion ; mais ajoutons qu'en réalité plusieurs micrographes dont l'opinion fait autorité soutiennent qu'il existe des sycosis chez lesquels l'absence totale du parasite a été formellement démontrée.

Il est donc certain que dans deux maladies cutanées du même ordre, acné et sycosis, nous ne trouvons qu'une expression mobide constante : la lésion élémentaire. Eh quoi donc ! cette lésion qui existe toujours, M. Bazin l'appelle un fait accessoire, tandis que l'autre, qui parfois fait défaut, il l'appelle un fait essentiel, prédominant. Véritablement, ce n'est pas logique.

Aussi, malgré son parti pris sur cette question, M. Bazin aura bien de la peine à faire partager aux praticiens sa doctrine de la prépondérance parasitaire, et voyez en quels termes embarrassés il s'explique à ce sujet. D'un côté, il nous affirme bien que la cause effective du mal vient du parasite, mais, d'un autre côté, il nous affirme aussi que le parisitisme ne saurait exister sans un milieu approprié et une aptitude acquise, c'est-à-dire, en d'autres termes plus explicites, sans un organe déjà altéré et une constitution depuis longtemps affaiblie. Or, si ce sont là les deux conditions sans lesquelles le cryptogame ne peut pas exercer sa pernicieuse influence, il faut convenir que cette même prépondérance parasitaire qu'on aurait voulu établir en principe se trouve en fait presque complétement annulée.

C'est pourquoi ne pouvant reconnaître le triple rôle de cause, de symptôme et d'effet que M. Bazin attribue à ses cryptogames, nous le prions de faire une correction à cet axiome qu'il dit être fondamental de sa doctrine, et de dire simplement que dans les maladies cutanées le parasite est toujours primitivement un effet, et en second lieu seulement une cause occasionnelle.

II

Dans la discussion précédente sur le parasitisme envisagé au point de vue général, nous avons déjà obtenu de M. Bazin cet aveu significatif : que l'intervention d'un agent cryptogamique dans la production des maladies cutanées restait nulle, à moins qu'il n'y eût chez le sujet attaqué une aptitude particulière et un terrain approprié : et, comme ces termes de terrain, d'aptitude, employés d'une manière vague et indéterminée par M. Bazin, ne veulent pas dire autre chose qu'une altération du corps muqueux, par lui-même très-humide, et une constitution considérablement affaiblie, nous en avons déduit rationnellement que si le végétalisme ne peut faire sentir sa précieuse influence que sous cette double condition citée plus haut, bien loin que l'on puisse voir dans la présence du cryptogame la cause première, la nature de la maladie, on doit au contraire n'y voir qu'un résultat et une complication passagers. C'est par ce raisonnement assez concluant que nous avions terminé notre discussion générale sur le parasitisme, nos lecteurs peuvent s'en souvenir ; à présent il faut entrer dans les détails de la question, et exposer les principaux arguments qu'on a fait valoir contre les exagérations de la doctrine parasitaire.

Puisque c'est le favus qui, à ce sujet, a servi de champ de bataille entre les micrographes, MM. Gruby, Lebert, Robin et Bazin, et les organiciens, MM. Cazenave, Chausit et autres, nous pouvons sans inconvénient suivre les parties adverses sur ce terrain qu'elles ont choisi, puisque tout ce qui y aura été décidé pour le favus se trouvera aussi décidé pour le sycosis.

La discussion date de loin ; c'est en 1841 que M. Gruby lut

un mémoire à l'Académie des sciences, dans lequel il soutenait que la production faveuse n'était qu'un champignon microscopique, l'*achorion Schœnleinii*.

Sachons d'abord ce que les grandes autorités dermatologique ont pensé et écrit à ce sujet. Si on en croyait M. Devergie, l'existence du champignon dans le favus serait presque constante; mais M. Cazenave, dont l'autorité n'est pas moindre, dit que cette apparition végétale se présente rarement et qu'elle ne se produit que sur des parties de substance organique tombée en décomposition. Vous voyez bien qu'il n'y a ici, entre M. Devergie et M. Cazenave, qu'une légère nuance d'opinion, tandis qu'entre ces deux auteurs et M. Gruby, la différence d'opinion est extrême, puisque ce dernier veut que l'achorion soit la cause de tout le mal, tandis que les deux premiers ne regardent ce cryptogame que comme un effet accessoire et non constant d'un état pathologique préexistant.

Un physiologiste allemand, M. Vogel, admet le végétal, mais il ajoute que dans le favus « *l'exsudation qui a lieu par les vaisseaux de la peau constitue le phénomène primitif, la condition première.* »

Maintenant, si nous soumettons à un nouvel examen l'épreuve micrographique, émise en faveur de la présence du champignon, on verra que les assertions si formelles des partisans du parasitisme végétal se trouvent déjà sur plusieurs points en opposition manifeste avec les faits plus récemment constatés. Ainsi MM. Bazin et Robin affirment que les corps ovoïdes de 0ᵐ,0003 à 0ᵐ,0008 qu'ils ont rencontrés dans la matière favique constituent le spore du champignon de Schonleïn. Malheureusement pour ces auteurs, ces corps ovoïdes, qui ne sont pas même constants, sont bien loin d'être aussi nombreux qu'on le prétend, et de plus, ils diffèrent sur presque tous les points des corpuscules appartenant à la tribu oïdienne, dans laquelle l'achorion a été classé.

Pour rendre cette dissemblance plus sensible, mettez en

comparaison une préparation de l'oïdium et une préparation de matière favique. Au premier coup d'œil, vous ne manquerez pas de voir dans le champignon pris à part sur la vigne des tubes à cavité distincte, des corpuscules ovoïdes contenus dans ces cavités, des cellules s'ajoutant bout à bout en forme de chaîne, des ramifications franchement dessinées, des spores attachés au mycélium, en un mot, tous les caractères qui font de l'oïdium une espèce occupant un degré assez élevé dans l'ordre des cryptogames.

Si ensuite vous passez à l'examen de la préparation favique, il se trouve que la cavité du tube échappe à l'investigation, même à un grossissement de 800 diamètres, et que les sporules ou ne sont point visibles, ou bien n'ont aucune forme déterminée. Or, de ces deux aspects si différents, il faut bien conclure que nous avons affaire ici à une moisissure confuse et indéterminée, et non pas à ce prétendu achorion favique regardé par l'école parasitaire comme l'échantillon le plus complet du végétalisme cutané.

Suivant M. Tarnier (1), à qui nous avons emprunté les observations précédentes, l'examen comparé des sporidies cryptogamiques et de la production favique donne aussi en résultat des aspects tellement opposés qu'il est impossible de croire qu'on n'ait là sous les yeux qu'une seule et même espèce végétale.

Cependant M. le Dr Tarnier, avec une bonne foi rare et digne d'éloges, convient, contrairement aux prémisses apparentes de son argumentation, qu'il a rencontré quelquefois dans la matière faveuse *vieillie*, non pas ce champignon oïdien décrit par M. Gruby, mais un cryptogame indéterminé et assez semblable aux végétations qui naissent et croissent dans les matières en putréfaction.

De ce qui précède, il résulte donc, de l'aveu de tout le

____

(1) Thèse inaugurale, 1859, n° 34 : *Quelques réflexions critiques sur le favus.*

monde, que le végétalisme cutané, quoiqu'il n'ait pas toute l'importance que lui attribue l'école parasitaire, n'est pas une chimère, qu'il existe réellement, et cette discussion de présence et d'absence absolue étant désormais écartée, il ne nous reste qu'à étudier la nature, l'origine même de la cryptogamie cutanée.

Pour cela, transportons-nous au cœur de la question même, et c'est un passage de M. Bazin qui va nous y introduire. Cet auteur donc, parlant de la poussée épidermique qu'il a examinée au microscope avec le plus grand soin, s'exprime ainsi : « Chose remarquable ! il semble que cette production de l'épiderme se transforme insensiblement dans les éléments du parasite végétal ; les cellules épidermiques deviennent de plus en plus allongées, et ne sont que des tubes de mycélium auxquels se joignent plus tard des sporules, longtemps avant que l'œil puisse distinguer la couleur jaune de la matière faveuse. Cependant les éléments cryptogamiques se rassemblent, etc... (1). »

Réfléchissons un moment aux conséquences qu'on doit tirer de l'observation publiée par M. Bazin. Le merveilleux du fait lui-même consiste en ceci : qu'il y a eu d'abord une apparition de divers éléments végétaux, sporules, tubes, mycélium, isolément formés aux dépens du tissu cutané, et qu'ensuite il y a eu réunion de ces membres épars pour donner naissance à un nouvel être de nature végétale, c'est-à-dire que tout se serait passé ici comme dans l'état embryonnaire où les divers organes se forment à part avant de constituer le corps d'un être doué de vie.

Si cette observation est vraie, comme on doit le croire, M. Bazin nous a réellement rendus témoins d'une des opérations les plus mystérieuses de la nature, non pas cependant qu'on voie ici le passage de l'état du néant à l'état d'exis-

____

(1) *Leçons théoriques et cliniques sur les affections cutanées parasitaires*, professées par M. Bazin, 1858, pages 103, 104.

tence, ce qui constituerait un vrai miracle, mais parce qu'on y voit le passage de l'état de substance organisable à l'état d'être organisé, ce qui constitue la génération spontanée proprement dite, laquelle rentre dans l'ordre général des formations naturelles (1).

Nos lecteurs veulent-ils maintenant une explication assez plausible du fait en question, nous leur dirons que, de même que la transformation de la cellule animale ou végétale a pu être due à un abaissement de vitalité, suite naturelle d'un état morbide, de même aussi l'éclosion cryptogamique signalée par M. Bazin a pu être occasionnée par la modification des éléments que la cellule génératrice tenait de son état primitif d'animalisation.

D'ailleurs, de récentes découvertes sur la composition de la cellule épidermique vont nous donner de nouvelles raisons de croire à la possibilité de ces changements de règne et

(1) En vain tout individu qui naît actuellement paraîtra-t-il dériver de la génération seconde, en vain n'aurons-nous vu la génération primaire s'accomplir nulle part ; un fait n'infirme pas un axiome, et la géométrie n'a pas d'oracle plus sûr que celui-ci : le premier vivant n'a pas d'ancêtres.

La génération spontanée s'impose donc à l'esprit, indépendamment de l'expérience, antérieurement à l'observation par évidence logique. Le doute n'est point que sur cette question, question secondaire malgré sa gravité : la nature pratique a-t-elle encore un procédé qu'elle a si longtemps employé par toute la terre ? Et il est raisonnable de pencher pour l'affirmative, car hier encore la nature exerçait l'hétérogénie, et même avec un éclat incomparable. C'est lorsque, mettant le couronnement à son œuvre, elle donnait à ce grand corps, le règne organique, une tête ; au globe, ce domaine et cette usine, un régisseur et un contre-maître ; un roi à ce royaume, un prêtre à ce temple. Lors même que l'homme remonterait bien au delà des six mille ans qu'on lui donne, son avénement, assomption de la vie, sacre de la matière organique, serait une des dates les plus récentes du cosmos ; il est d'hier pour le globe. Et, postérieurement à cette date qui ouvre une ère, l'hétérogénie n'eût-elle produit que les parasites de l'homme, c'en est assez pour montrer qu'elle était encore en vigueur après l'arrivée de celui-ci. Mais qui prouve qu'aujourd'hui elle soit abrogée ? — VICTOR MEUNIER, *Si on peut n'avoir ni père ni mère. (Siècle, 20-30 octobre 1859.)*

de ces éclosions spontanées, qui ont eu lieu dans le fait de
M. Bazin.

Écoutons d'abord à ce sujet une communication récente
faite à l'Académie des sciences par M. Charles Rouget (1). Ce
savant expérimentateur a constaté d'une manière irrécu-
sable que la présence de substance amylacée n'est point
enfermée dans un organe spécial, mais dispersée irrégulièrement et en quantité notable soit dans les cellules épi-
théliales des muqueuses, soit dans les cellules épidermiques
de la peau. A ce sujet, M. Rouget nous fait remarquer que
cette particularité est une preuve de plus de l'analogie qui
existe entre les animaux et les végétaux, et qu'ainsi ces
molécules animales primitives, que l'on croyait, il n'y a pas
longtemps, uniquement composées de substances grasses ou
protéiques, se trouvent ainsi composées en partie de substances amylacées.

Maintenant que la cellule épidermique se présente clairement à l'observateur sous le mélange de substances azotées
et amylacées, on comprendra bien comment, la quantité pro-
portionnelle de ces substances intégrantes venant à changer,
il peut se produire dans la cellule tantôt une évolution de
l'animalité à la végétation, ce qui est le cas de M. Bazin, tantôt une évolution de la végétation à l'animalité, ce qui est le
cas des fermentations, et d'autres formations analogues, et
probablement du pou, de l'acare de la gale.

Après cela, il nous semble que l'esprit le moins disposé à
se repaître de chimères reconnaîtra avec nous, sans crainte de
se compromettre, que de fréquentes modifications peuvent
s'opérer dans les cellules épidermiques placées sur les limites
asssez peu déterminées qui séparent les deux règnes supérieurs de la nature (2).

(1) Compte rendu de l'Académie des sciences, 18 avril et 30 mai 1859.
(2) C'est dans le domaine des faits qu'il faut chercher les preuves di-
rectes de la génération primitive...
Il se présente au début une question d'une gravité très-peu appréciée

Quant à la question de la génération spontanée proprement dite, quoique pour notre part nous n'ayons pas la prétention de la résoudre, aujourd'hui qu'elle est si vivement controversée du sein des académies et du monde scientifique, néanmoins nous nous sommes appliqué à produire tous les argu-

dans la solution du problème : c'est l'état d'indifférence dans lequel se trouve la matière organique à son point de départ ; indifférence qui ne semble pas seulement être, mais est réellement en fluctuation entre le végétal et l'animal. En effet, comment concilier dans les ordres inférieurs des deux règnes, animaux et végétaux, cette hésitation, qu'aujourd'hui même encore les botanistes réclament certains groupes qu'ils regardent comme des végétaux, et que les zoologistes ont placés dans la série animale ? Le beau travail de M. Unger sur l'instant de l'animalisation des *zygnema* est une preuve de l'obscurité qui règne dans cette question, et elle prouve combien est faible la théorie des ovaristes ; car la matière organisée, si elle provient d'un ovule, ne peut être indifférente : elle doit être un animal ou un végétal ; et c'est avec plaisir que j'ai retrouvé dans la plupart des auteurs qui ont fait des observations microscopiques la confirmation d'une observation que j'ai faite il y a plus de dix années ; c'est que les conferves se forment d'infusoires libres, qui viennent s'ajouter en chapelets les unes à la suite des autres ; et dans cet état forment une chaîne verte et immobile, dont les anneaux se désagrégeant reprennent leur vie animale et spontanée. Déjà Ingenhouss avait avancé ce fait, qui depuis a été confirmé par Treviranus, Girod da Chautrans, Trentepohl ; Bory de Saint-Vincent, Gaillon, Dyllwyn, Edwards, Nitzsch, et l'on trouve dans certains genres, tels que les Bacillaires, des êtres qui sont doués d'une spontanéité qui leur fait prendre place parmi les animaux, tandis que d'autres ne peuvent être considérés que comme des végétaux. Est-il possible alors de concilier les idées de formes absolues, animales ou végétales, avec cette mobilité dans les premiers anneaux de la chaîne organique ? Il est difficile, avec la meilleure volonté, de se soustraire au doute, et de ne pas voir au milieu du monde des *éléments organisables* et des *agents organisateurs*, réagissant sur les combinaisons et les rendant corrélatives aux conditions dans lesquelles se trouvent les substances transformées en êtres nouveaux. C'est aux zoologistes que s'adresse cette objection ; car les ontologistes, je ne puis trop le répéter, étrangers à l'étude de la nature, et retranchés derrière des *à priori*, dont le germe est dans leur cerveau, ne sont pas aptes à juger les questions qui appartiennent à la science expérimentale.

> (GÉRARD, art. *Génération spontanée*, p. 64 du *Dict. univ. d'hist. nat.*, par Ch. d'Orbigny.)

ments qui militent en sa faveur, parce qu'il nous a semblé qu'en admettant ce mode de génération, plusieurs phénomènes, jusqu'à présent si obscurs des maladies cutanées, deviendraient d'une explication plus facile.

Ainsi, admettez-vous une cryptogamie éclose spontanément au sein d'un tissu en décomposition, vous ne pouvez plus regarder ce *caput mortuum*, cette modification organique que comme un effet accessoire, consécutif, et la voilà par cela même destituée du rôle de cause essentielle qu'on lui avait indûment attribué.

D'ailleurs, même en raisonnant dans la supposition de la non-existence de la génération spontanée, ce qui est encore l'objet d'un doute, nous n'avons rien à changer à nos conclusions, puisque, en opposant plus haut les incertitudes, les contradictions incomplètes des micrographes, nous avons suffisamment prouvé le peu d'importance de la cryptogamie comme cause morbide directe.

Ainsi, il est bien vrai que le favus, de même que le sycosis et autres maladies similaires, ne sont pas essentiellement de nature parasitaire. Mais de quelle nature sont-ils donc? A cette question nous n'avons de meilleure réponse que de rappeler notre définition de la maladie, où il est dit qu'elle est essentiellement un trouble fonctionnel.

Voilà pour le cas général, et en ce qui regarde le trouble fonctionnel et spécial à la maladie cutanée, nous avons suffisamment établi ailleurs qu'il consistait en un abaissement de vitalité suivi d'une congestion de la peau.

Il est remarquable que ce soit le chef de l'école parasitaire, M. Bazin lui-même, qui, en décrivant et constatant un fait de génération spontanée ou mieux de *protogénie*, nous ait donné, bien involontairement sans doute, le droit de conclure, non pas à la nullité, mais à l'insignifiance de la cryptogamie dans la production des maladies cutanées.

En terminant cette discussion, qu'il nous soit permis de

dire un seul mot sur une question qui intéresse plus directement les praticiens : c'est celle du traitement.

L'école parisitaire de M. Bazin, imbue des dangers que peut
produire la présence d'un parasite végétal dans le tissu dermique, veut qu'on emploie des lotions, des pommades parasiticides et l'épilation.

Dans l'engouement de cette doctrine, M. Deffis nous dit,
chose peu croyable : « Chaque jour nous guérissons, rien que
par le fait seul de la destruction du champignon, et la teigne,
et l'herpès tonsurant, et le porrigo decalvans, et l'herpès circiné, et le sycosis, *je l'affirme de toutes mes forces* (1). »

Quant à l'épilation, elle est toujours douloureuse et quelquefois insuffisante aussi, ainsi que le prouvent de nombreuses observations; nous ajoutons qu'elle est parfaitement
inutile.

En effet, conduit par une série de déductions, que nous ne
croyons pas opportun de rappeler ici (2), à appliquer aux maladies dites parasitaires la médication locale expulsive, qui
nous avait procuré de si remarquables succès dans le traitement de l'acné et de quelques autres affections rebelles
de la peau, nous nous sommes convaincu que, dans le cas
où l'altération de sécrétion est considérable et a profondément modifié le poil, celui-ci est entraîné avec la sécrétion
de la *poussée* que provoque notre topique, et qu'il est par conséquent inutile de l'arracher. Dans les cas, au contraire, où
l'affection est légère, on en obtient la guérison sans entraîner
la chute de la plupart des poils, et dont alors on conçoit que
l'épilation aurait été plus inutile encore.

On voit que la question du microsporon, du tricophyton et
de l'achorion, fort curieuse en pathogénie, devient superflue
en thérapeutique, dès qu'on possède un moyen à peu près

----

(1) *Réfutation des erreurs que contient le livre de M. Devergie*, p. 28 ;
1857.

(2) Voir notre *Traité des maladies de la peau*, chez Adrien Delahaye,
libraire-éditeur, place de l'École-de-Médecine.

infaillible de curation. Si le parasite existe réellement *comme cause* de maladie, il faudra en conclure que le composé d'iode et de calomel est aussi bon *parasiticide* que bon modificateur ; mais il n'en résulte nullement qu'il suffise d'arracher les poils, ni même de tuer le parasite pour guérir la maladie, parce que, lorsque le parasite se développe, il y a sans doute des conditions qui favorisent ou provoquent son développement, et que la question serait toujours en définitive de changer ces conditions.

C'est en observant rigoureusement ces principes que nous avons obtenu la guérison de favus, d'herpès versicolor, de pelade, de sycosis, d'herpès tonsurant. Dans la plupart de ces maladies parasitaires d'une ténacité et d'une durée parfois désespérante, il n'est pas rare de voir des enfants subir le traitement de l'épilation pendant un, deux ans et plus, tandis qu'avec notre méthode, les cas même rebelles se trouvent guéris après trois, six mois, rarement plus. Ne pouvant pas donner à notre livre trop d'extension, nous publions seulement deux cas de guérison remarquable du sycosis.

OBSERVATION I. — *Sycosis pustuleux.* — *Divers traitements employés sans succès par les médecins de Saint-Louis; épilation pendant cinq ans.* — *Guérison par la méthode expulsive.*

M. B..., âgé de trente-trois ans, commis de magasin, est d'un tempérament lymphatique ; il a eu dès son enfance des gourmes aux oreilles et au nez, et n'a jamais fait de maladie grave.

En 1852, quelque temps après s'être fait raser chez un coiffeur, M. B... vit apparaître dans les régions des favoris, lesquels étaient fort épais, un grand nombre de petits boutons rouges à sommet purulent ; sous l'influence de cette éruption, non accompagnée de démangeaison, il y eut gonflement des glandes parotidiennes et sous-maxillaires.

Dans cet état, un pharmacien conseille des frictions avec l'onguent citrin.

M. Ricord, consulté plus tard, prescrit à M. B... de la tisane

amère, des purgatifs, des cataplasmes de fécule et des bains sulfureux.

Ce traitement n'ayant produit aucun effet, M. B... va consulter
M. Hardy, qui lui prescrit une tisane de pensée sauvage et de
séné, des bains de vapeur, des cataplasmes de fécule sur les
régions malades, puis lui ordonne de boire du lait et de s'abstenir
de vin. M. Hardy, qui commençait alors à se servir de l'épilation
dans le traitement du sycosis, y eut recours dans ce cas : le mal
s'améliore, mais bientôt il reparaît.

Le malade cesse ce traitement infructueux et s'adresse à M. Cazenave, qui lui ordonne des bains de vapeur, une pommade au
goudron, l'huile de cade, des bains de Baréges. Cette fois, le sycosis,
loin de s'améliorer, prend, au contraire, un plus grand développement.

M. Devergie est alors consulté, et le traitement conseillé est
suivi sans succès.

Enfin on a recours aux lumières de M. Bazin, qui, pendant six
mois, soumet M. B... à des épilations successives, faites avec
beaucoup de soin ; en même temps on emploie des lotions d'eau
ammoniacale, des lotions de sublimé, et le soir de la pommade au
turbith minéral.

Ce traitement amena une amélioration évidente, à ce point qu'on
a cru M. B... entièrement guéri.

Cette guérison fut de courte durée, et alors on lui conseilla de
pratiquer l'épilation chaque fois qu'il reparaîtrait un bouton.

Cette épilation donc durait depuis plus de cinq ans, lorsque
j'eus occasion de donner mes soins à ce malade.

Voici dans quel état je le trouvai : teint pâle, visage amaigri,
constitution faible, languissant sans être malade. Il existait sur la
joue droite seulement, vers l'angle de la mâchoire, une agglomé-
ration de petites pustules rouges, dures, quelques-unes à pointe
blanche, d'autres disséminées sur le menton et à la racine des
cheveux, sous les tempes. Ces pustules étaient accompagnées
plutôt d'un fourmillement que d'un vrai prurit. On voyait sur les
régions qui avaient été le plus souvent épilées des surfaces dénu-
dées de poils. Dans la crainte d'irriter les pustules, M. B..., évi-
tait l'usage du rasoir, il se coupait la barbe avec des ciseaux.

Des séries d'onctions avec la pommade, appliquées avec méthode et persévérance pendant sept mois, amenèrent la résolution
définitive de cette éruption sycosique jusqu'alors si rebelle ; et les
tissus de la joue profondément modifiés ont permis aux poils de

la barbe de pousser avec l'éclat brillant qui caractérise leur état normal.

Le traitement interne a consisté en tisane amère, pilules ferrugineuses de Vallet; régime tonique; exercice en plein air.

Depuis dix-sept ans, M. B... est parfaitement guéri de son sycosis; sa santé est excellente, et sa barbe est devenue épaisse e noire comme avant qu'il fût malade.

OBSERVATION II (1). — *Sycosis tuberculeux.* — *Tubercules avec pustules nombreuses.* — *Alopécie passagère, principalement sur les points les plus tuberculeux.* — *Guérison sans épilation.*

Le 23 janvier 1858, le nommé Thirouin (René), âgé de quarante-huit ans, exerçant la profession de maçon, entra dans mon service à l'hôpital Beaujon : cet homme, d'un tempérament nervoso-sanguin, est d'une constitution robuste : ses parents sont morts dans un âge avancé sans avoir eu de maladie de la peau ; il n'a eu lui-même aucune maladie semblable à celle dont il est actuellement atteint, et n'a pas eu de rapports avec des personnes affectées de dartres ou de syphilis. Il habite une maison saine ; il se nourrit assez bien ; mais par sa profession, il est exposé à la poussière et aux intempéries de l'atmosphère.

Le malade raconte qu'un mois avant son entrée à l'hôpital, son barbier lui fit en le rasant, une légère coupure au-dessous de la lèvre inférieure. Deux ou trois jours après, il s'aperçut qu'autour de l'endroit coupé poussaient de petits boutons rouges qui se sont étendus peu à peu à tout le menton et au côté gauche de la lèvre supérieure ; le côté droit n'en présentait aucune trace. Toutes les parties malades, qui se couvrirent de croûtes jaunâtres, épaisses, adhérentes, étaient le siége de rougeur, de chaleur et de démangeaison.

Le malade se contenta, pendant qu'il était chez lui, d'appliquer des cataplasmes de fécule, jusqu'au 21 janvier, où il fut admis à l'hôpital.

État actuel. — Toute la peau du menton est rouge, épaisse et indurée ; le malade y éprouve un sentiment de tension et de cha-

---

(1) Cette observation a été publiée par M. Robert, chirurgien de l'hôpital Beaujon, dans le numéro du 25 mai 1858 du *Moniteur des hôpitaux.*

leur; des pustules à base rouge, plus ou moins indurée, suppurent à leur extrémité; quelques-unes sont visiblement traversées par un poil à leur partie centrale.

La matière qui s'échappe de ces pustules est jaune verdâtre, adhère fortement à la peau sous forme de croûtes; lorsqu'on les fait tomber au moyen de cataplasmes, les parties sous-jacentes paraissent rouges, mamelonnées. Avec les pustules se trouvent des tubercules d'un volume variable qui déforment la régularité du menton; quelquefois ces tubercules s'enflamment, et sont alors très-douloureux. Sur ces parties érythémateuses qui circonscrivent irrégulièrement les surfaces malades, se remarquent des pellicules blanches, grisâtres, adhérentes. Le côté droit de la lèvre supérieure présente également le même aspect : disque érythémateux, pustules, tubercules, épaississement de la peau. Les poils s'enlèvent facilement avec la pince et même avec les doigts, principalement au milieu du menton et sur la lèvre supérieure; le malade en ressent à peine de la douleur.

Quelques petites pustules et quelques tubercules isolés existent sur les côtés des joues et sur le cou. Sur les parties qui me parurent plus malades, j'enlevai des poils et de la matière excrétée qui furent examinés au microscope par mon jeune collègue, M. Gubler, fort expert dans ce genre d'observations. M. Gubler ne trouva pas de traces de trichophyton; il renouvela huit jours après ses recherches sans plus de succès.

Dans l'intervalle des deux examens, des cataplasmes de fécule furent constamment appliqués sur le sycosis, et ne produisirent que de légères modifications; les croûtes disparurent presque entièrement; la rougeur et la démangeaison devinrent moins vives; les pustules s'affaissèrent un peu; mais les tubercules persistèrent, la peau resta très-épaisse, indurée, et l'arrachement des poils facile; les parties érythémateuses étaient recouvertes de pellicules blanches, grisâtres, adhérentes; c'est ce que les dermatologues appellent la période ou état pityriasique de la mentagre.

C'est dans ces conditions que je confiai ce malade aux soins de M. le docteur Rochard, dont je suivis chaque jour le traitement.

Le 1er février, il commença une première série d'onctions avec la pommade au composé d'iode et de calomel, en procédant de la manière suivante :

Après avoir coupé la barbe le plus ras possible avec des ciseaux, une couche légère de pommade fut appliquée sur toutes les parties affectées et laissée jusqu'au lendemain, la peau du visage n'ayant point été essuyée ; une pareille onction est répétée le lendemain, et le surlendemain. Ces onctions produisent une cuisson très-vive, de la tuméfaction et de la rougeur, puis une excrétion de matière jaune verdâtre qui commence la *poussée*, selon l'expression de M. Rochard. Le malade éprouve un sentiment de tension douloureuse à la peau. La troisième onction détermine moins de douleur que la première, mais la poussée est très-abondante et produit des croûtes épaisses, dures, adhérentes ; quelques fissures se remarquent aux commissures des lèvres.

Repos de quatre jours.

Après ce temps, les croûtes les plus sèches se détachent peu à peu ; le 7 février l'application d'un cataplasme les fait tomber complétement, et la peau apparaît avec une teinte rouge violacé. On voit des poils adhérents à ces croûtes.

8 février. — Deuxième série de trois onctions pratiquées de la même manière que les précédentes.

Ces nouvelles onctions sont encore suivies de cuisson ; les parties se couvrent de croûtes un peu moins épaisses et d'une coloration jaune verdâtre moins foncée. Cette poussée, produite presque sans douleur, amène une amélioration sensible : la peau est moins indurée, plus souple ; les pustules sont en voie de résolution, ainsi que les tubercules. On remarque sur les points les plus tuberculeux de la lèvre supérieure, et principalement au menton, des places où les poils sont complétement tombés ; ils ont été expulsés au moment de la poussée ; on peut encore arracher quelques poils assez facilement, mais le malade ressent un peu plus de douleur pendant l'avulsion.

Repos de quatre jours.

15 février. Troisième série. — Trois onctions.

Les cuissons sont moins vives, moins prolongées, la matière excrétée est d'un jaune clair : les croûtes sont plus minces, moins dures, et leur chute est plus facile. Amendement général dans l'aspect des parties onctionnées ; les pustules ont presque entièrement disparu ; l'érythème est moins apparent, plus limité. Alopécie sur plusieurs points ; quelques poils tombent encore avec les croûtes ; on remarque de la rougeur et quelques indurations, principalement au menton.

Repos de quatre jours.

22 février. Quatrième série. — Trois onctions.

La poussée est peu abondante, peu douloureuse ; la matière

d'un jaune très-clair, forme des croûtes minces, friables, qui se détachent très-promptement.

28 février. — Le malade quitte l'hôpital dans l'état suivant:

Il n'y a plus d'apparence de pustules ni de tubercules ; la peau est encore un peu rouge et présente sur le milieu du menton quelques indurations; les poils, qui auparavant se laissaient arracher presque sans douleur, ne peuvent plus être enlevés sans que le malade éprouve une sensation douloureuse.

Une grande partie des poils qui étaient tombés à la suite des premières onctions ont repoussé, et sont solidement implantés. Les tissus du menton et de la lèvre supérieure ont repris leur souplesse, et le malade éprouve un grand soulagement par l'absence de toute démangeaison.

Le 10 avril, Thirouin vient me faire constater sa guérison. Depuis six semaines qu'il est sorti de l'hôpital, il a constamment travaillé, exposé au vent froid, sec et irritant du mois de mars, et à la poussière des bâtiments. Pendant ce temps il a pu faire encore, d'après les conseils de M. Rochard, trois séries d'onctions qui ont amené la disparition définitive de tous les phénomènes morbides qui caractérisaient le sycosis.

Lors de la dernière série, faite il y a dix jours, la poussée a été complétement nulle; aucune matière ne s'est produite après l'application de la pommade. On ne trouve plus de trace de pustules ni de tubercules, la rougeur de la peau a complétement disparu, et le tissu cutané a repris sa souplesse et son aspect naturel; les parties qui avaient été dégarnies de poils au moment des premières poussées en sont actuellement recouvertes; ces poils ont repoussé avec une telle vigueur, qu'il est impossible de tenter d'en arracher *un seul*, même sur les parties primitivement les plus affectées, sans déterminer une très-vive douleur. En outre, le nommé Thirouin supporte maintenant l'action du rasoir, qui auparavant était très-douloureuse et qui augmentait rapidement l'éruption. La guérison, en un mot, est complète et paraît solide.

III

INFLUENCE DE L'ALTÉRATION DU SANG DANS LA PATHOGÉNIE ET LE TRAITEMENT DES DARTRES.

> « Renovandus et vasorum tonus et ad pristinam stabilitatem restituendus, quod ultimam methodi in herpetibus curativæ paginam implet. »
>
> (LORRY, *De morbis cutaneis*, p. 337.)
>
> Renouveler le ton des vaisseaux, les ramener à leur état normal, voilà en quoi, finalement, consiste la méthode curative des herpès.

Parfois, après une amélioration rapide, le traitement subit un temps d'arrêt ou même une véritable résistance. Il ne rétrograde pas, mais il n'avance plus. Ce n'est pas que son action soit épuisée. Au-dessus de la congestion, dont les effets sont plus ou moins graves, il y a, dans ces cas exceptionnels, une complication qui paralyse l'influence médicatrice. Cette complication, quelle est-elle ? « Rien, dit M. Claude Bernard, ne saurait être créé en pathologie sans que la physiologie vienne en quelque sorte y présider. » On est en effet dans le faux lorsque, en dehors de cette dernière, on imagine de sentités, des principes morbides. Spécificités, diathèses, états constitutionnels, tempéraments mal définis, tout cela ne répand qu'un jour fort douteux sur l'opiniâtreté parfois désespérante des dartres.

Nous avons dû rechercher des notions plus positives, et, pour cela, faire appel à la physiologie. Cette science n'existant point chez les anciens, ils en inventèrent une à leur usage.

Méconnaissant le mécanisme des sécrétions et des exhalations, ils mirent les humeurs au même rang que le sang, dont elles émanent. Chacune eut son individualité, son rôle, ses métamorphoses, et c'est à leurs altérations diverses que fut rapportée l'origine de la plupart des maladies. On sait, à cet égard, l'importance qu'Hippocrate et Galien surtout accordèrent aux dégénérations de la pituite et de la bile dans la production des affections cutanées.

Les découvertes modernes ne permettent plus de suivre des errements qui, sans contradiction, ont traversé les siècles. En instituant sur une base solide la hiérarchie des liquides organisés, la science, au point de vue normal et pathologique, concentre spécialement son attention sur le sang, source commune des humeurs. M. Jaccoud, dans une thèse d'agrégation (*De l'humorisme ancien comparé à l'humorisme moderne*), a émis sur ce point les plus judicieuses considérations. Les humeurs, que l'antiquité croyait fixes et permanentes, sont au contraire changeantes et mobiles, selon les conditions des organes qui les produisent et la constitution du sang qui en fournit les matériaux.

L'autonomie de ce fluide n'est point, en effet, constante. Réceptacle des éléments sans nombre que la nutrition jette dans son sein, le sang est, pour ses propriétés si variées et si variables, dans la dépendance des fonctions auxquelles il doit son origine et sa révivification. En sorte que si ses qualités importent essentiellement à l'assimilation dont il est le principe, aux sécrétions qu'il alimente et au jeu des parties dont il entretient la vitalité, lui-même, en tant que produit élaboré, est subordonné à l'état des appareils élaborateurs. Admirable enchaînement où, dans le cercle indéfini d'une alternance respective, la cause devient tour à tour l'effet et l'effet la cause!

Pour que la vie s'exerce dans sa plénitude, l'intégrité du sang est donc nécessaire. Mais celle-ci en suppose une autre non moins indispensable et relative à ce qu'on pourrait ap-

peler les facteurs du fluide sanguin ; absorption gastro-intes-
tinale, respiration, système lymphatique ; la première faisant
pénétrer dans ce liquide les matières assimilables, la seconde
lui procurant le gaz comburant qui, dans la profondeur des
tissus, opère toutes les oxidations interstitielles, le troisième,
qui, ramenant dans la circulation générale les matériaux su-
rabondants ou usés de la nutrition, est en outre, fonction la
plus importante de toutes, chargé, au moyen d'un appareil
glandulaire spécial, de régénérer les globules.

Les faits pathologiques sont soumis aux mêmes lois qui ré-
gissent l'ordre physiologique. Quand le sang s'altère, soit
dans sa quantité ou sa qualité, c'est à une modification morbide de quelqu'une ou de l'ensemble des fonctions primor-
diales précitées qu'il faut rapporter cette altération. Celle-ci
a son principe en dehors de lui ; bien qu'une fois vicié, ce liquide exerce sur les tissus et les manifestations fonctionnelles
une influence anormale et nuisible.

Ces données méritent une juste considération dans l'étude
des maladies, et non moins particulièrement dans celle des
dartres. Non que, comme l'espéraient vainement les anciens,
elles soient susceptibles de conduire à la découverte d'une
cause prochaine, mais parce que, agrandissant là sphère des
notions séméiologiques, elles peuvent multiplier les chances
d'un diagnostic précis. Essayons d'en faire l'application à
l'objet qui nous occupe.

Dans la plupart des cas, nous l'avons vu, le sang n'a pas
subi d'altération sensible. La congestion est exempte de complication grave. La médication, dès lors, en vertu de sa propriété élective, provoque une élimination de matières identiques avec celles des sécrétions spéciales et normales des tissus affectés. L'abondance des produits, leur caractère, leur
augmentation ou leur diminution successives, marquant les
phases et les transformations de l'évolution pathologique,
sont autant de signes qui nous permettent de distinguer les
espèces dartreuses, d'en apprécier les degrés, d'en signaler la

décroissance, d'en prévoir la disparition plus ou moins prochaine. Tout obstacle à cette issue favorable est un indice que la congestion dermique n'a pas sa simplicité habituelle. Or, l'altération du sang étant le plus souvent, dans ces circonstances exceptionnelles, la cause de l'entrave apportée à la guérison, il convient, pour arriver à des indications pratiques, de rechercher par une exacte analyse quel est l'état de ce liquide.

C'est, en effet, dans la trame des capillaires sanguins du derme et des petits systèmes vasculaires propres aux glandes sébacées et sudoripares, aux papilles, aux follicules pileux, que s'opèrent les mutations organiques de la peau et qu'elle emprunte au sang les matériaux destinés à la régénération de ses tissus et à ses produits de sécrétion. Pour que ces opérations s'accomplissent régulièrement, le fluide sanguin doit charrier assez de parties nutritives (fibrine, albumine, globules). Mais lorsque, sous une influence morbide, les proportions entre ces principes constituants viennent à être rompues, soit d'une manière absolue ou relative, l'organisation souffre, et la congestion, notamment, peut recevoir de cette lésion une funeste atteinte.

On sait que les globules, plus nombreux chez l'homme que chez la femme, augmentent dans la pléthore et diminuent par toutes les causes d'affaiblissement et de détérioration. Les saignées répétées, de longues abstinences, la grossesse, la chlorose, l'anémie, les cachexies de toutes sortes, enfin les affections chroniques, tout cela contribue en réduisant la quantité des globules à l'appauvrissement du sang. Dans les dartres rebelles à l'action topique du composé d'iode et de calomel, presque toujours nous avons pu constater l'une ou l'autre, si ce n'est plusieurs de ses complications. Les premiers cas qui nous en ont suggéré l'idée appartenaient à des femmes enceintes. A mesure que progressait la gestation, l'éruption restait stationnaire jusqu'à ce que, la santé rétablie après la délivrance, la guérison eût repris son cours plus ou moins rapide,

On s'explique ce temps d'arrêt par la prédominance de l'albumine et de la fibrine. Ces éléments, facilement coagulables, obstruent les capillaires resserrés, entretiennent la turgescence des parties congestionnées, et, par suite d'une élimination anormale, faillissent à leur mission régénératrice. Les excrétions dartreuses analysées par Vauquelin, sur la demande d'Alibert, n'ont guère fourni que de l'albumine et de la gélatine. Espérons que la chimie, cette science encore si nouvelle, avec l'aide de l'inspection microscopique, nous éclairera un jour sur la nature morphologique de ces phénomènes.

En attendant, reconstituer le sang, lui rendre ses qualités normales, est une nécessité fondamentale du traitement. Quant aux moyens d'obtenir ce résultat, il est clair que l'examen des trois grandes fonctions qui concourent à la formation de ce liquide est seul capable d'aplanir la difficulté, la thérapeutique et l'hygiène devant être appropriées à la nature des symptômes, suivant qu'ils ont pour point de départ l'absorption des voies digestives, la respiration ou le système lymphatique. Le sang ainsi réparé, sa richesse en globules assurée de nouveau, on verra renaître la vie locale et, comme conséquence de ce réveil des organes, la médication recouvrer son action à la fois stimulante et expulsive. Tel est, après des interruptions en apparence inexplicables, le secret de certaines cures assez promptes dont l'expérience a déjà pour nous multiplié les exemples.

Définitivement, les cas complexes que nous venons d'examiner réclament un double traitement : l'un général ou interne, l'autre extérieur ou local. Il est bon d'observer, toutefois, qu'ici notre méthode expulsive conserve toute sa prépondérance. Car, si son action a été momentanément suspendue, elle reprend énergiquement son empire sitôt que cesse la résistance qui lui faisait obstacle, et c'est par elle, au surplus, qu'après le retour des tissus cutanés à l'état sain, s'effectue et s'achève la guérison.

De ces faits, voici les conclusions :

1° Il n'y a pas *nécessairement* altération du sang dans toute maladie dartreuse ; mais lorsque l'action expulsive du médicament est entravée, c'est qu'il existe, comme complication plus ou moins grave de la congestion initiale, une diminution de globules sanguins, avec prédominance absolue ou relative de la fibrine et de l'albumine ;

2° Le mouvement expulsif que détermine notre traitement des dartres, la réaction qu'il provoque, sont en raison directe des symptômes morbides ;

3° Lorsque le tégument externe est seul malade, il importe de le traiter localement ; mais lorsque l'harmonie des éléments constituants du sang est rompue, il faut associer à la médication topique, si efficace, un traitement général qui rappelle à leur exercice normal les grandes fonctions auxquelles la constitution du sang est directement et immédiatement subordonnée ;

4° Sous l'influence de cette thérapeutique rationnellement combinée, la vie des tissus cutanés se réveille et la guérison alors s'effectue.

IV

ACTION DES EAUX MINÉRALES DANS LE TRAITEMENT
DES DARTRES.

Non sola experientia, sed etiam ratione
nititur medicina.

Tout le monde s'accorde aujourd'hui à reconnaître l'utilité
des eaux minérales dans le traitement d'un grand nombre de
maladies ; mais il existe encore sur leur mode d'action beaucoup d'incertitudes et de doutes. La tendance à en rechercher
l'explication par une cause exclusive, soit la minéralisation,
soit le calorique, etc., peut être considérée comme un des
principaux obstacles qui se soient opposés à l'éclaircissement
de ce point. Certaines eaux, jouissant de propriétés reconnues,
contiennent moins de principes fixes que l'eau de rivière. Les
sources froides ne procurent pas d'effets moins salutaires que
celles où le calorique domine. Quant à l'électricité, ce *quid
divinum, cette vie des eaux*, comme on l'a appelée, nous atten-
drons, pour admettre le rôle important que M. Scoutetten
aspire à lui faire jouer dans l'hydrologie médicale, que l'opinion se soit prononcée sur les interprétations et les expériences
de l'habile praticien.

Selon nous, il est rationnel, en attendant du moins, d'en-
visager les eaux minérales dans l'ensemble et l'union de
leurs éléments constituants. Cette tâche est ardue, sans
doute, car les sources sont nombreuses. Mais, évidemment,

on ne peut espérer arriver à quelque chose de précis qu'en
soumettant chacune d'elles, sous le rapport de sa constitution
chimique, de sa thermalité et de ses propriétés médicales, à
une analyse méthodique et suivie. « La composition chimique
des eaux, disent MM. Pétrequin et Socquet, une fois bien connue, il nous sera plus facile, en faisant l'application de nos
connaissances en matière médicale, d'en expliquer les vertus
et d'en fixer les indications. » La température, dont l'action,
tour à tour sédative ou stimulante, motive les prescriptions,
est également, de la part de ces savants, l'objet de remarques
analogues. Alibert insiste, en outre, sur la nécessité de se
faire une juste idée des maladies que l'on veut combattre ;
« sans cela, ajoute-t-il, il est difficile de diriger l'application
des eaux d'après des principes clairs et justes..... On flotte
dans le vague des hypothèses. » C'est ce que confirme encore,
en 1846, Edwin Lee, dans ce passage : « L'action thérapeutique des eaux minérales est tellement en rapport immédiat
avec leurs éléments minéralisateurs que leur prescription
doit toujours être formulée sur l'indication précise de la maladie et sur la connaissance exacte de leur composition ; »
nous ajouterons et de leur température.

Ceci posé, recherchons les conditions par lesquelles les
eaux minérales se rattachent à la cure des dartres. En examinant, au point de vue de leur pathogénie, ce qui a été dit des
humeurs, de l'inflammation, des diathèses, des tempéraments, des idiosyncrasies, etc., nous avons constaté qu'en
général ces interprétations ne donnaient que des notions vagues. Leur nature est restée équivoque, leur traitement incertain. Pour nous, guidé par l'anatomie et la physiologie,
nous avons démontré que les affections dartreuses ont pour
siége les éléments qui servent à la régénération et à l'entretien de la peau, que leur genèse et leur forme dépendent de
la congestion initiale qui s'opère au sein de chacun de ces
tissus primordiaux, et qu'en ce qui concerne leur thérapeutique, notre traitement local, justifié par la théorie et con-

firmé par une expérience de plus de trente années, suffit dans l'immense majorité des cas. Il les combat directement en favorisant la résolution de la congestion dermique. Que, par exception, la cure se trouve entravée par quelque altération sanguine, nous faisons intervenir les agents thérapeutiques les plus puissants en rapport avec la complication, de manière à rendre toute son efficacité à notre médication topique. Les eaux minérales, dont le choix doit être subordonné aux conditions que nous venons d'indiquer, sont, à cet égard, du plus utile secours.

Sur ce point, du reste, la science est peu avancée. Les uns n'ont vu dans les eaux minérales que les spécifiques de certaines diathèses ; les autres, pour conjurer l'irritation locale, ont envisagé leurs propriétés sédatives, excitantes ou substitutives. Notre choix se base sur la nature des complications. Aussi, sans nous renfermer dans le cercle étroit des eaux réputées antiherpétiques, recherchons-nous celles qui répondent le mieux, dans les cas particuliers, aux indications par nous reconnues.

Toutefois, avant d'arriver à cet exposé, nous aurons à résoudre une série de questions préliminaires. Les eaux minérales se prennent en bains, en douches, en boissons. Un de ces modes est-il préférable? où ont-ils une opportunité individuelle? Comment les bains agissent-ils? quelles parts reviennent à l'absorption, à la température, à la minéralisation? D'où dérive la poussée? Quels sont ses effets, sa signification?

A propos des bains, on a longuement discuté l'absorption cutanée. Nos devanciers y ont cru jusqu'à Séguin, qui, il y a près de quatre-vingts ans, l'a niée d'une manière formelle. D'autres expérimentateurs ont abouti à des conclusions confirmatives ou contradictoires ; les uns, avec Séguin, Magendie entre autres, soutiennent que la peau n'absorbe pas; les autres, Joung, Madden, Dill, Collard de Martigny, Berthold, Homolle, Duriau. etc., démontrent qu'après

l'immersion dans un bain, le corps augmente plus ou moins
de pesanteur ; quelques-uns enfin, comme Kuhn, Turck, etc.,
faisant jouer, sur l'activité absorbante de la peau, un rôle
considérable aux degrés extrêmes, froid ou chaud, de la température des bains. Turck, dans un bain d'une heure et
demie à 43°, aurait perdu 4 kilogr. 1/2. Il en serait sorti affaibli, affamé et très-fatigué.

La question, en janvier 1863, a été reprise avec ardeur à la
Société d'hydrologie de Paris ; mais le débat n'a abouti qu'à
la formation d'une commission dont les investigations sont
encore à connaître. Seulement *à priori* elle a semblé incliner
vers la négative, plusieurs membres ayant rapporté des faits
de substances médicamenteuses non retrouvées dans les produits des excrétions. M. Willemin, dans un travail récent,
croit, au contraire, à la réalité de l'absorption de l'eau et de
certains médicaments (1). On nous permettra de reproduire,
à ce sujet, un passage de notre *Traité des maladies de la peau*,
où le point en litige a été assez longuement examiné :

« En ce qui regarde les muqueuses, leur fonction absorbante ne peut pas être mise en doute, car c'est un fait d'évidence qu'une partie des membranes qui tapissent les cavités
des poumons absorbent l'air atmosphérique et d'autres gaz
qui y sont mêlés ; et de même on ne peut pas nier que les
membranes intestinales n'absorbent avec une surprenante
rapidité les substances alimentaires, médicinales ou toxiques
qui y sont ingérées.

« Il en est tout autrement de l'épiderme : ce tissu, à raison
même de sa destination fonctionnelle, doit être regardé *à
priori* comme essentiellement réfractaire à l'absorption, puis-

____

(1) Mais il faut que les médicaments soient dissous dans l'eau du bain
en quantité assez forte. Avec 30 grammes d'iode de potassium dans le
bain, il était impossible à M. Willemin de retrouver l'iode dans l'urine ;
lorsque, au contraire, l'eau du bain en renfermait au moins 100 grammes, on l'y trouvait aisément. (*Dict. encycl. des sc. méd.*, t. I, p. 225.)

qu'il a expressément pour but de mettre les organes inté-
rieurs à l'abri de toutes atteintes du dehors.

« C'est là ce qu'indiquerait la théorie. Mais écoutons
maintenant ce que les physiologistes contemporains on dit
sur cette question. Suivant Bérard, « l'enveloppe épidermique,
peu pénétrable du dedans en dehors, présente un obstacle
considérable à la pénétration du dehors en dedans ». Et Sappey, « l'épiderme se laisse très-difficilement traverser par
les liquides, soit que ceux-ci le portent du dehors au dedans,
soit qu'ils se portent du dedans au dehors, comme à la suite
des brûlures, après l'application des vésicatoires, dans l'érysipèle, etc., etc. »

« A son tour, M. Longet nous dit que l'absorption de la
peau peut s'effectuer aux dépens de l'*eau* ou de *substances dis-
soutes* dans ce liquide, ou bien encore de gaz de diverses espèces sans que l'épiderme soit intéressé. Mais cet auteur a
soin d'ajouter que cette participation à l'acte absorbant *est
assez faible.*

« Donc voilà trois de nos physiologistes les plus distingués
dont l'opinion, au sujet de l'absorption cutanée, se borne à
constater que cette fonction s'opère bien à la surface de la
peau, mais dans une faible proportion.

« M. Kolliker creuse un peu plus la question. Suivant lui,
les cellules épidermiques n'offrant point de pores visibles, ni
dans leurs parois, ni dans leur intervalle, on devrait croire à
une imperméabilité complète, c'est-à-dire à l'impossibilité
absolue de traverser les cellules cornées, soit par le moyen de
pores, par imbibition, ou par endosmose ou exosmose, sans
entamer l'intégrité de l'épiderme.

« Voilà une conclusion plus explicite que celle des auteurs
précédents. Néanmoins, M. Kolliker, corrigeant ce qu'il y a
de trop radical dans cette assertion, convient que l'absorption
de l'eau et de quelques autres liquides, des pommades, et
même quelques corps solides (soufre, cinabre), peuvent être
introduits comme mécaniquement dans les canaux sudori-

4

fères à l'exclusion des conduits sébacés et pileux, ou que ces mêmes substances sont susceptibles de se mêler aux sueurs.

« Maintenant, reprenant en personne la parole au point de vue théorique de la question, nous rappellerons que chez les animaux les plus inférieurs l'absorption des fluides nourriciers et le rejet des fluides excrémentitiels s'opèrent par un même ordre de pertuis, distribués sur toute la surface de la peau. Il est certain aussi qu'en remontant les degrés les plus élevés de l'échelle animale, en même temps qu'on voit se creuser le canal intestinal, on voit aussi les orifices de la périphérie tégumentaire se fermer graduellement.

« Cependant, chez les lombrics, les araignées nocturnes, les scorpions, les acariens, les batraciens, les lézards et autres, l'introduction par la peau d'un air saturé de vapeurs aqueuses est encore indispensable à l'existence de ces animaux ; aussi voit-on à la surface de leur tégument externe des orifices évidemment absorbants.

» Après cela, est-il rationnel de supposer que chez l'homme il y ait quelques restes de ces orifices primitifs dont la présence expliquerait tout naturellement cette petite quantité de fluides ou de liquides que tous les auteurs reconnaissent pouvoir être absorbés par la membrane cutanée ?

« Ce n'est qu'un point d'interrogation que nous posons ici, attendant avec une sage prudence que l'observation et l'expérience nous donnent une solution définitive de toutes ces difficultés.

« Si nous penchons à croire à une faculté d'absorption un peu plus considérable que celle qui a été signalée par les physiologistes contemporains, c'est par suite d'une étude plus minutieuse des glandes sudoripares. Dans leur portion extérieure ou cornée, ces conduits excréteurs sont, en effet, formés de cellules semblables à celles de l'épiderme, c'est-à-dire polygonales et sans noyaux. Mais à mesure que l'épithélium progresse intérieurement vers le derme, les couches de cellules, devenant de moins en moins épaisses, offrent une disposition verticale et passent à l'état nucléaire. En sorte que si cette portion profonde fournit à l'absorption une certaine activité, c'est que, d'une part, elle participe par sa formation de la nature du corps muqueux essentiellement perméable, et que, d'autre part, elle communique avec l'appareil vasculaire très-riche qui l'enveloppe.

« Nous dirons avec M. Kolliker qu'il n'est pas impossible que des liquides et même des particules de cinabre et de soufre pénètrent dans les conduits sudoripares sans aucune rupture des cellules cornées, et que, dans ce cas, la glande sudoripare remplirait la double fonction de sécrétion et d'absorption. »

Cette vue trouverait un appui dans un rapprochement que nous fournissent les récentes expériences de M. Claude Bernard sur la physiologie des organes glandulaires. « Il y a, dit cet éminent observateur, entre les glandes et leur appareil vasculaire une facilité de communication que les notions anatomiques actuelles sont loin d'expliquer. Aussi l'absorption est-elle plus rapide dans les conduits et sur les surfaces glandulaires.

« La rapidité de l'absorption, ajoute-t-il, varie selon l'état du repos ou de fonctionnement de la glande. Elle est moins rapide pendant la période de sécrétion. »

Mais ce qui est surtout de nature à fortifier notre interprétation, ce sont les observations du docteur Kuhn, de Niederbronn, où l'on voit la singulière influence qu'exercent sur les fonctions absorbantes et exhalantes de la peau les modifications extrêmes de température des bains. « En théorie, dit-il, on devrait croire que l'eau tiède ou modérément chaude est plus facilement absorbée que l'eau fraîche ; c'est précisément le contraire qui a lieu. » Kahtlor, dans des expériences faites à Vienne en 1822, établit, en effet, que de 12°,50 à 18°,75 un bain pris pendant une heure augmente le poids du corps de 2 kilogr. 1/2 à 3 kilogr. 1/3. A 27°,50 l'augmentation n'est plus que de 1 kilogr. ; à 32°,50, 33°,75, elle serait nulle ; à 36°,24, le poids diminue d'un kilog. Si on élève la température, cette diminution s'accroît progressivement, à ce point qu'à 56° elle atteint l'énorme proportion de 4 kilogr. 1/4.

De ces faits, M. Kuhn induit que, pour activer l'absorption, la température du bain doit être inférieure à 30°, comme pour rendre l'exhalation plus rapide elle doit dépasser 35°, température du sang. En somme, et pour nous servir d'une conclusion de Patissier (rapport à l'Académie), au-dessous de 30°, le mouvement des liquides s'effectue de dehors en dedans, et au-dessus de 35° de dedans en dehors.

Le problème de l'absorption est donc plus complexe qu'on ne l'imagine. Il s'y mêle un double élément, celui de la température du liquide et de la transpiration cutanée. L'évaporation pulmonaire y joue même son rôle : « La quantité d'eau évaporée à la surface de la peau, dit M. Béclard, est, en moyenne, de 1 kilogr. en vingt-quatre heures, et celle qui s'opère sur les poumons, de 400 à 500 grammes. »

Ajoutons, en ce qui concerne le poids du corps, qu'il faut tenir compte des phénomènes de l'imbibition. Car, cette propriété qu'a l'épiderme dépourvu de matière sébacée, comme le prouve l'immersion prolongée des pieds et des mains dans l'eau, n'est pas l'absorption.

Les faits de Collard de Martigny sont particulièrement favorables à notre théorie. Ayant étudié l'absorption sur des régions limitées avec l'eau, le lait, le bouillon, il a non-seulement constaté la réalité du phénomène, mais que la faculté absorbante prédominait surtout aux mains. Or, on sait que les régions palmaire et plantaire sont seules privées de glandes sébacées ; en compensation, elles contiennent un grand nombre de glandes sudoripares ; d'où la vraisemblance que c'est par cette voie que l'absorption s'opère ; ce qui vient, d'autre part, expliquer l'action de certaines préparations topiques. Cirillo, dont le traitement a joui autrefois d'une grande faveur, préférait, pour l'emploi de sa pommade, les frictions sur la plante des pieds.

Tout récemment, la Société d'hydrologie médicale de Paris est revenue sur cette question. Suivant M. Mialhe, l'eau du bain s'introduirait par endosmose. Mais M. Sales-Girons lui oppose les expériences microscopiques de M. Hébert, qui attestent que la peau vivante ne se comporte pas comme la peau morte, et que l'imbibition ne pénètre pas au-dessous de l'épiderme. Cette couche stratifiée, cornée, invasculaire, lubréfiée en outre par la sécrétion sébacée, forme, en effet, un revêtement imperméable, un obstacle absolu à l'absorption. Par contre, cet obstacle n'existe pas pour les glandes sudoripares; ces pertuis qui, au nombre de 6 à 800,000 (Sappey), s'ouvrent à la surface du corps, plongent plus ou moins profondément dans le derme, le traversent même et sont enveloppés dans leur partie sécrétante par un riche lacis sanguin, sont, dit M. Paul Bert (*Nouv. dict. de méd. et de chir. prat.*), des bouches béantes par lesquelles on conçoit que puissent s'engager les substances extérieures, pour se trouver ensuite dans les conditions favorables à leur absorption. Mais, ajoute-t-il, ceci ne peut probablement avoir lieu qu'après un temps assez long, qui doit varier suivant la nature de la substance même et des véhicules employés. De plus, il s'agit ici d'un ensemble de fonctions réciproquement supplémentaires et dont l'intensité dépend des impressions éveillées par le bain.

Ces données physiologiques rendent suffisamment compte des dissidences. Il est difficile, en effet, de mesurer l'activité absorbante en estimant soit le poids du liquide introduit pa l'immersion, soit le poids perdu tant par les surfaces libre que par l'exhalation pulmonaire. Avant tout, les proportion doivent varier selon la température.

Un point reste acquis : si la peau absorbe les liquides et même des sels en dissolution, comme semblent le prouver quelques faits pathologiques, ce n'est que lentement et en proportion minime. Nous pouvons dès lors répéter avec la commission d'hydrologie que « la peau de l'homme n'est pas la voie choisie par la nature pour faire pénétrer les liquides dans l'économie. »

Toutefois, si l'on doit moins compter sur l'emploi des médicaments sous forme de bains locaux ou généraux, nous n'en avons pas moins à signaler leur action topique.

Cette action, souvent, est à la fois sédative et excitante; toutes les eaux minérales renfermant une quantité notable de matière organique (glairine, barégine, etc.), produisent une sensation doucement onctueuse qui rafraîchit et assouplit la peau. Dans certaines conditions, cependant, relatives soit à l'élévation de leur température, à leur degré de concentration ou à l'idiosyncrasie des sujets, elles deviennent stimulantes et déterminent sur la peau de la rougeur, des éruptions, même des irritations partielles.

MM. Pétrequin et Socquet font remarquer que la double propriété des eaux minérales, sédative et excitante, a été reconnue par la plupart des auteurs. Les eaux salines chlorhydratées sodiques de Bourbon-Lancy, sodique et calcique de Lamotte-les-Bains, les silicatées et alcalines de Plombières, les sources alcalines mixtes de Néris, etc., bien que la constitution chimique soit différente, n'en exercent pas moins sur l'économie une action uniforme, *sédation* dans un bain froid ou tiède (quelques degrés au-dessous de la chaleur du sang), *excitation* plus ou moins vive dans un bain chaud (quelques degrés au-dessus de la chaleur du sang.)

La température varie ; on en a conclu que d'elle seule dépendent les effets opposés. C'est aller trop loin peut-être ; elle y contribue au moins pour la plus grande part.

En tout cas, ces observations expliquent comment des eaux thermales variées (sulfureuses, salines, alcalines) peuvent, en raison de leur vertu calorifique, s'appliquer avec le même succès dans des circonstances semblables. Dans la pratique, il importe dès lors d'avoir égard plus encore qu'aux éléments minéralisateurs au degré thermométrique. C'est la conduite que tiennent les hydrologistes les plus autorisés. S'agit-il de calmer une irritation trop vive, de combattre une dartre fortement enflammée, ils choisissent les eaux tempérées. Les eaux thermales stimulantes en bains ou sous forme de douches obtiennent, au contraire, leur préférence, lorsque l'affection offre une marche languissante et chronique.

Sous l'influence des premières, dit M. Pétrequin, l'excitation tombe et la guérison a lieu : sous l'action vivement stimulante des secondes, les dartres s'animent, rougissent momentanément, et, à la suite de cette fluxion vers la peau, la maladie disparaît.

Les eaux sulfureuses, dont la réputation anti-herpétique est si généralement établie, n'échapperaient pas à cette loi, quelle que soit la proportion de soufre ou de sulfure qu'elles contiennent, proportion d'ailleurs comparativement minime, puisque, selon M. Pétrequin, les différences entre elles ne montent jamais au delà de 2 à 3 grammes, dose insignifiante pour un bain de 200 litres. Il y a plus : certains bains plus concentrés, Bordeu ou Richard à Bagnères-de-Luchon, produiraient à égale température, soit 28°, des effets moins excitants que d'autres moins chargés, spécialement les bains Reine et Grotte (Marc Pégot).

Une réserve, toutefois, doit être faite relativement aux eaux hydro-sulfurées. L'hydrogène sulfuré, pris à l'intérieur, exerce une action sédative, excite la peau, à l'instar d'un corps étranger, lorsqu'il est en contact immédiat avec elle ou dissous dans un bain. Plus la quantité est abondante, plus le résultat est saillant. De là des propriétés spéciales des eaux d'Allevard, d'Uriage. M. Soubeiran, dans des expériences faites sur lui-même, a constaté cet effet local. S'étant plongé dans un bain artificiel qu'il appelle sulfhydrique, il ressentit, au bout de quelques instants, un vif picotement suivi bientôt d'une fluxion à la peau. « Chaque fois, dit-il, que j'ai eu recours à ce bain, j'ai éprouvé un sentiment de chaleur et de cuisson que je n'ai jamais ressenti au même degré avec les bains de sulfures alcalins. »

Tout porte à croire, d'après ces faits, que la puissance de certaines eaux sulfureuses dépend de la présence de l'hydrogène sulfuré, et que ce gaz, alors même qu'il n'existe pas à l'état libre, se dégage par suite de la réaction sur les sulfates des matières organiques. Ceci admis, on se rend compte de cette vive stimulation cutanée, de cette poussée, en un mot, que déterminent quelques eaux sulfatées calciques, Euzet, Louesch, etc.

Ce phénomène considérable de la *poussée* s'impose ici à notre analyse. Nous verrons tout à l'heure en quoi diffère de cette action des eaux le mouvement plus ou moins analogue auquel s'applique la même dénomination dans notre méthode. La poussée consiste dans une excitation générale et périphérique qui se traduit par l'irritation de la peau ; de là des picotements, des démangeaisons, des éruptions variées, des vésicules, des papules, des pustules, des furoncles, des érythèmes, etc., etc., tenant aux éléments anatomiques spécialement affectés. Elle est commune à un grand nombre d'eaux minérales, qui donnent lieu à des rougeurs, à des démangeaisons (alcalines), à des éruptions miliaires (iodurées bromurées) ; mais elle n'est véritablement remarquable que dans les eaux sulfureuses et salines.

A cet égard, les eaux de Louesch peuvent servir de type. On a nié qu'elles renfermassent du soufre, en nature sans doute. Mais le sulfate de chaux s'y rencontre en proportion notable, et si l'hydrogène sulfuré manque dans les eaux prises à leur source, il s'en forme dans les piscines, d'où se dégage une odeur sulfureuse due, suivant M. Fontan lui-même, à la décomposition du sulfate de chaux par les produits de la transpiration des baigneurs qui restent six à huit heures dans la piscine.

Allevard, Uriage, Aix en Savoie, Schinznach en Suisse possèdent, mais à un degré moindre, des propriétés analogues. La poussée que leurs bains déterminent, moins constante, moins régulière, offre rarement des pustules. Certaines eaux salines, agissant également dans le même sens, produisent, au contraire, des effets plus prononcés : telles sont les eaux de Kreuznach, de Nauheim, Salins, Bex et Montmorot, etc., que l'addition d'eaux mères rend encore plus actives; elles occasionnent, entre autres, fréquemment des éruptions pustuleuses, parfois d'aspect varioloïde. Kreuznach même n'épargne pas, sous ce rapport, les parties couvertes de poils. Les iodures et les bromures alcalins paraissent ne pas être étrangers à cette vive stimulation cutanée.

On le voit, au point de vue de la poussée, il existe entre les eaux salées et sulfureuses un lien évident. Les eaux sulfatées calciques se rapprochent des eaux salines (chlorhydratées et sulfatées sodiques), et des eaux sulfurées calciques.

Quant à la température et à la durée des bains, elles devront se régler sur l'activité des eaux et l'impressionnabilité des sujets. Si l'eau est faiblement minéralisée, on pourra y prolonger le séjour de deux, quatre, dix heures et plus. Aisément supportée à Plombières, à Pfeffers, à Louesch, etc., une pareille prolongation n'aurait certainement pas le même succès à Baréges, Uriage, Salins, etc., enfin dans toutes les sources fortement chargées de chlorure de sodium ou de principes sulfureux.

Empruntant spécialement leurs vertus au contact et au degré de température, occasionnant une rubéfaction à la peau d'autant plus intense que l'eau est plus chaude, et secondées, si elle est froide, par l'exercice, les douches ajoutent peu à l'action de l'eau minérale.

Les éruptions multiformes étant le produit et le signe de la poussée, quelle idée s'en sont faite les auteurs, et quel but se sont-ils proposé en cherchant à la provoquer ? La plupart la considèrent comme un moyen d'élimination des principes viciés, et de guérir les maladies en purifiant les humeurs. Mais la science a fait justice de cette hypothèse, créée par la vieille médecine humorale.

Quelques-uns voient dans la poussée, suivant l'intensité des symptômes ou la promptitude de son apparition, soit une puissante révulsion de nature à détruire une irritation chronique des organes internes, soit une modification profonde de la peau, substituant à une affection rebelle et invétérée un état aigu à marche rapide. Il y a du vrai dans cette explication ; nul doute que, sous ce double rapport, les eaux minérales ne procurent des résultats satisfaisants. Toutefois, si l'on considère que la guérison, dans beaucoup de cas, s'effectue sans la production du phénomène, on peut conclure que la poussée, dont l'action diffuse ne porte pas spécialement sur les points affectés, n'a qu'une valeur curative secondaire, et n'est point indispensable pour déterminer et consolider la guérison des dermatoses rebelles aux ressources habituelles de la médecine.

Autres sont les effets de la *poussée* que provoque le composé d'iode et de calomel. Cet agent ne se borne pas , comme les eaux minérales, à produire sur la surface cutanée une irritation plus ou moins forte ; son action se concentre sur les tissus altérés et, en même temps qu'elle modifie l'organisme tout entier, elle amène localement d'abondantes éliminations de produits morbides sans envahir en aucune façon les parties saines. Le propre de cette poussée est effectivement de constituer une sorte de travail fonctionnel se circonscrivant exclusivement dans les organes qui sont le siége de l'éruption. Ce qui confirme d'ailleurs ce caractère électif, c'est la nature même de ces produits en partie semblables, sauf l'abondance et l'altération, aux produits naturels et morbides. Les tissus ne sont pas seulement modifiés dans leur vitalité, c'est par leur jeu suractif que la détersion s'effectue.

Par la raison que le remède n'agit point topiquement sur les parties saines, on conçoit que si le mal s'amende, la poussée diminue et cesse. C'est ce qu'on observe, et ce qui établit un dernier contraste de cette poussée avec celle des eaux minérales ; à mesure que les dartres s'effacent, la sécrétion ou l'excrétion médicamenteuse se restreint, et le remède finit par ne plus produire qu'une rubéfaction légère. Ajoutons que ces cures ainsi opérées sont ordinairement définitives, tandis que les récidives sont fréquentes et promptes après les eaux minérales, dont on ne peut prolonger l'emploi sans inconvénient plus de vingt ou de trente jours, et qui, n'agissant pas radicalement, laissent les tissus prédisposés. Un avantage enfin important à signaler : les bains ne se prennent qu'en été; notre traitement est applicable en toutes les saisons.

Nous avons indiqué les obstacles qui s'opposent à une efficacité sérieuse des eaux minérales par les bains; aussi, lorsque, dans le but de détruire les complications qui parfois entravent la marche de notre traitement, nous jugeons utile d'y adjoindre les eaux minérales, préférons-nous un autre mode d'administration, celui en boissons; contraire en cela à la généralité des médecins hydrologues pour qui l'usage intérieur des eaux, auxiliaire utile mais non indispensable, a beaucoup moins d'importance que les bains surtout sulfureux.

Prises en boisson, les eaux minérales ont une action plus rapide que le bain; aussi dans leur emploi doit-on apporter une modération prudente. Beaucoup d'entre elles fatiguent et irritent l'estomac, occasionnent de la lassitude, de la somnolence, de l'insomnie, de l'agitation, des étourdissements, de la fièvre, même des symptômes d'ivresse, comme lorsqu'elles contiennent ou dégagent de l'acide carbonique.

Certains malades croient, en buvant coup sur coup de larges verres, arriver plus tôt au terme de la guérison. Erreur! la réaction énergique qui en résulte est bientôt suivie d'une dépression fâcheuse. En principe, il vaut mieux boire peu à la fois et recommencer plus souvent. Quant à la durée de la cure, toute limite assignée d'avance nous semble arbitraire. Elle se subordonne à la tolérance des sujets et aux résultats obtenus.

En somme, pour nous, les eaux minérales sont spécialement applicables lorsque quelque complication vient entraver la marche de notre traitement. Nous ne faisons acception d'aucune *a priori*. Notre choix se guide d'après la nature des altérations qui coïncident avec l'affection cutanée. Si tantôt nous employons les eaux sulfureuses, dans d'autres cas nous avons recours aux eaux salines, alcalines, ferrugineuses, iodurées bromurées, arsenicales, etc. Eu égard à leur emploi, les boissons dont les principes minéralisateurs pénètrent aisément dans l'économie, nous paraissent devoir l'emporter sur les bains dont l'absorption réelle, mais insuffisante, a même été contestée. Ceux-ci, néanmoins, en raison de leur effet local, dû à leur température plus qu'à leur minéralisation, ont leurs médications spéciales.

Des considérations qui précèdent, nous croyons pouvoir déduire les conclusions suivantes :

1° Le traitement des dartres, tel que nous l'avons institué, agit directement et localement, en déterminant la résolution de la congestion dermique.

2° Les eaux minérales combattent plutôt les altérations sanguines ou les complications quelconques qui accompagnent les dartres, qu'elles ne guérissent les dartres elles-mêmes.

3° Le phénomène de la poussée dû à l'action des eaux minérales sur le tégument externe envahit tous les tissus, sains et malades; la poussée, au contraire, que développe notre méthode expulsive se concentre électivement sur les points altérés et en élimine l'élément morbide.

4° Dans tous ces cas, tout à fait exceptionnels, quand le traitement local a été entravé par certaines complications, l'intervention des eaux minérales est réellement efficace.

5° Elles doivent alors être prises en boisson; leur action topique est en effet trop diffuse : ne modifiant pas profondément les tissus, elle laisse subsister les chances de récidive ; de plus, l'absorption cutanée est trop problématique pour que l'on puisse faire reposer toute sa confiance sur la médication thermale externe.

SCROFULE. — SCROFULIDES

En 1842, nous avons commencé, à la prison des jeunes détenus, les premières expériences authentiques sur le traitement des scrofules par la nouvelle combinaison d'iode et de calomel.

En 1845, une commission médico-administrative officielle, composée des docteurs Juge, Emery, Pariset, constatait nos heureux résultats.

Quant aux accidents si variés de la scrofule, nous pourrions citer plusieurs cas de guérison. Mais les limites de notre livre nous obligent de renvoyer le lecteur à notre mémoire publié dans l'*Union médicale*, janvier 1847. Nous rappelerons seulement ici les conclusions de ce mémoire qui ont été insérées dans le compte rendu de l'Académie des sciences, 20 avril 1846.

MÉDECINE. —*Résultats obtenus, dans le traitement des affections scrofuleuses, de l'emploi d'un nouveau composé de chlore, d'iode et de mercure ; par* M. ROCHARD. (Extrait par l'auteur.)

(Commissaires, MM. SERRES, ANDRAL, VELPEAU.)

Des guérisons inespérées et de rapides améliorations dans des cas de *psoriasis*, de *lichen*, d'*eczema chronique*, d'*herpès*, de *macules*, etc., me donnèrent de la confiance, et guidé, d'ailleurs, par l'analogie, je songeai à étendre aux scrofules le traitement par l'iodure de chlorure mercureux.

« Je choisis cinq jeunes détenus de la Roquette, présentant les plus graves symptômes de l'affection scrofuleuse, des ganglions nombreux, très-volumineux, indurés, parfois ulcérés, ou des conduits fistuleux versant un pus séreux, très-abondant, ou bien des ulcères de mauvais aspect, enfin une difficulté extrême dans la marche.

« Après onze mois d'un traitement qui fut interrompu par raisons administratives, ces sujets ont présenté une amélioration telle, que deux d'entre eux étaient à peu près entièrement guéris, et que les trois autres offraient un amendement si notable, qu'une prolongation de quelques mois eût suffi pour terminer leur cure définitive. Il est essentiel de remarquer que ces heureuses modifications ont été obtenues au milieu des circonstances hygiéniques les moins propres à seconder l'action du médicament.

« Plus tard, j'entrepris quatre nouveaux scrofuleux en cellule; et, bien que traités pendant quatre mois seulement, les résultats obtenus sont encore plus heureux que le premier, ce qui me semble dû principalement à l'emploi plus méthodique du médicament.

« Pour tous ces enfants, la cure n'était plus qu'une question de temps, car, dans ma pratique ordinaire, se trouvent des cas de guérisons complètes obtenues sur des malades placés dans des conditions hygiéniques meilleures, sans doute, mais présentant une diathèse scrofuleuse, et la maladie plus invétérée, plus constitutionnelle.

« Parmi les sujets les plus gravement atteints, et chez lesquels les moyens ordinaires avaient échoué, je cite dans mon Mémoire plusieurs cas de guérisons relatifs à des tumeurs blanches avec carie, conduits fistuleux ; à des ganglions volumineux, nombreux, indurés ou ulcérés ; à des ophthalmies chroniques graves, compliquées de kératite ulcéreuse ; à des lupus ulcéreux, des goîtres ; et, chez un adulte, à de vastes abcès scrofuleux, à la suite d'un traitement antisyphilitique.

« En résumé, dans ces divers cas, l'action du médicament a été prompte et constante, quoique s'adressant à des formes variées de maladie. J'ajouterai que les cures obtenues paraissent solides. Il n'est point survenu, à ma connaissance, de récidives chez les individus dont les symptômes généraux et locaux ont disparu ; en sorte que ces faits semblent prouver suffisamment que l'iodure de chlorure mercureux atteint profondément les affections scrofuleuses les plus graves, ainsi que les maladies cutanées invétérées, en rétablissant la santé générale. »

Nous n'avons pas l'intention de discuter les divers traitements préconisés contre le lupus et les scrofulides. Seulement, ce que nous pouvons affirmer d'après notre expérience, c'est qu'il existe un moyen plus efficace pour combattre cette funeste maladie. Ce moyen, nous l'avons déjà fait connaître, et l'on trouvera son mode d'emploi au chapitre traitement.

Un seul mot sur la dénomination et la nature du lupus et sur ce qu'en ont pensé les anciens. Hippocrate en fait mention sous le nom de *herpès esthiomenos ;* Galien, sous celui d'*herpes phagœdenicus ;* d'autres l'appellent *herpes depascens, malignus, ferox,* etc.

Dans ces temps plus récents, on lui a donné les noms d'*herpes exsedens,* de dartres rongeantes, dartres ulcérées, etc. ; d'où il résulte évidemment que cette maladie est de nature rongeante.

Alibert aussi, s'étonnant de la diversité des noms qu'a reçus cette maladie, en a conclu qu'elle était de nature très-complexe, et néanmoins il l'a fait rentrer dans son groupe des dermatoses dartreuses, sous le nom d'esthiomène.

C'est qu'en effet le lupus n'a pas un seul aspect ; il se présente aussi, dans une de ses variétés, sous l'aspect rampant, superficiel, ce qui est le caractère essentiel des dartres.

Nous avons donc ici affaire à une maladie amphibologique,

et qui est placée entre deux états pathologiques différents : la dartre et le cancer.

D'un autre côté, MM. Hardy et Bazin, croyant que le lupus provient de la scrofule, l'ont appelée une *scrofulide ;* mais, s'il est vrai que le lupus se montre très-souvent chez des sujets scrofuleux, il est certain aussi qu'il se montre dans un grand nombre de cas sur des sujets adultes et doués d'une bonne constitution. Ainsi nous rejetons le nom de scrofulide, qui est tout à fait impropre, et lui préférons le mot lupus, parce qu'il est généralement adopté et que sa signification est bien connue. Quant au moyen de curation que nous employons, les deux faits suivants, pris parmi les cas les plus graves, montreront suffisamment son efficacité réelle.

OBSERVATION 1. — *Lupus tuberculeux érythémato-squameux.*

Rivet (Jean-François), né à Moutier (Savoie), âgé de 41 ans, journalier, d'un tempérament lymphatique, quoique grand et fortement développé, ne se rappelle pas avoir eu de maladies graves dans son enfance. A l'âge de 29 ans (1845), il contracte une gonorrhée et un chancre qui sont traités par les dépuratifs, tisanes, sirops et purgatifs. Quelque temps après sa guérison, Rivet voit apparaître au visage, près de la racine du nez, une rougeur qui ne tarde pas à s'étendre aux oreilles, aux joues et à être suivie de démangeaison.

Ces rougeurs prennent chaque année plus d'intensité et plus d'étendue ; la peau devient épaisse, inégale. Rivet se contente de faire des applications de pommades qui lui sont prescrites par des charlatans, et pendant dix ans il n'oppose à sa maladie aucun traitement régulier. Enfin le lupus envahit complétement les joues, le nez et les oreilles. Rivet devient un objet de dégoût, il ne trouve plus personne qui veuille l'employer ; c'est alors qu'il se décide à entrer à l'hôpital Saint-Louis.

Rivet est reçu, le 6 juillet 1855, dans le service de M. Hardy, qui diagnostique une scrofulide érythémato-squameuse. Pendant un séjour de onze mois dans ce service, Rivet est soumis à diverses médications : tisane de houblon, applications de l'huile de cade, de la pommade au bi-iodure de mercure, haute dose, c'est-à-dire

par parties égales. (Ces dernières applications déterminent toujours de très-vives douleurs, dont la durée est souvent de 48 heures
et jamais moins de 18 heures.) Enfin, bains de vapeur, bains sulfureux, diverses pommades mercurielles, huile de foie de morue à
la dose d'un demi-verre par jour.

Pendant les mois de mai et juin 1856, j'ai occasion d'observer ce
malade à la clinique de M. Hardy. Au mois de juillet suivant, la
salle Henri IV est évacuée pour cause de réparation, et Rivet passe
dans le service de M. Cazenave. Cet habile dermatologue diagnostique un lupus érythémateux, et prescrit successivement une tisane
de gaïac, de chiendent, une pommade au goudron, l'élixir de
Peyrilhe, deux cuillerées, une le matin et une le soir. Ces divers
médicaments n'amènent aucun changement dans l'état du malade.
M. Cazenave prescrit alors des pilules d'hydrocotyle asiatica, depuis deux jusqu'à cinq par jour, et sans résultat. Enfin les bains
de vapeur sont ordonnés de nouveau.

Après 22 mois, Rivet, plus malade qu'au moment de son entrée
à l'hôpital, se décide à en sortir. Cette résolution a été motivée
par la rencontre de quelques-uns de ses camarades d'hôpital,
encore très-affectés de lichen, d'eczéma et de psoriasis au moment
de leur sortie, et qui ont été ultérieurement guéris par notre méthode de traitement.

Lorsque Rivet vint me consulter, je constatai l'état suivant :

Petites plaques saillantes, dures, d'un rouge foncé, violacées,
irrégulièrement arrondies, confondues par leurs bords; ces plaques
ainsi agglomérées forment sur les oreilles, les sourcils, le nez et
les joues, des espèces de figures géométriques. Des cicatrices irrégulières, blanches, lisses, existent à la partie inférieure des joues
et vers les angles de la mâchoire; les saillies tuberculeuses sont
recouvertes de squames blanches, minces, de dimension variable,
mais ne dépassant pas la largeur d'un centime. Ces squames superficielles sont peu adhérentes et se succèdent continuellement.
Le tissu cellulaire est hypertrophié, en sorte que les parties affectées, très-volumineuses, offrent, avec les parties restées saines du
front, du pourtour des yeux et du menton, un contraste qui contribue à donner au visage un aspect bizarre et repoussant. Enfin,
on constate une dureté dans tous les tissus malades, mais notamment aux oreilles et au nez.

La santé générale est bonne.

Rivet commence les applications de la pommade à l'iodure de
chlorure mercureux, le 9 juin 1857.

Première série. — Trois onctions consécutives, une seule par jour, sur toutes les parties affectées, les surfaces onctionnées, deviennent bientôt très-rouges, gonflées, tendues, douloureuses; mais cette réaction ne dure que trois ou quatre heures, et l'on voit les surfaces malades se couvrir d'une matière brune qui se dessèche au contact de l'air. Les squames se développent, elles deviennent plus larges, plus épaisses, adhérentes à leur centre, blanches sur leurs parties libres; elles se détachent en même temps que la matière brune exsudée. Après leur chute, les tissus paraissent un peu diminués de volume, ils sont moins durs, et le malade éprouve moins de tension.

Rivet est seul, sans famille, et dans l'impossibilité de suivre convenablement le traitement dans son garni; je le fais entrer à la Charité dans le service de M. Rayer, où je soignais déjà d'autres malades affectés de dartres. Entré le 12 juin, M. Rayer trouve le cas très-intéressant et désire examiner le malade pendant quelques jours, avant qu'il ne recommence de nouvelles applications de la pommade.

Deuxième série. — Trois onctions, 22, 23, 24 juin. Mêmes phénomènes de réaction, plus intenses; les douleurs sont plus vives, mais supportables; elles ne durent que quatre ou cinq heures. Au fur et à mesure que la détente s'établit, on voit les parties onctionnées se couvrir d'une couche de matière noire, brunâtre, plus épaisse que la première. Cette matière se dessèche et se détache après six jours, ainsi que les squames. Les surfaces malades sont moins rouges, moins tuméfiées; les saillies tuberculeuses sont sensiblement affaissées sur les pommettes et vers la racine du nez.

Troisième série. — Trois onctions, 3, 4, 5 juillet. Même intensité et même durée des phénomènes de réaction. La couche de matière exsudée offre une coloration verdâtre; elle reste adhérente pendant trois ou quatre jours, puis se détache par dessiccation. Les saillies tuberculeuses apparaissent moins larges, affaissées; de plus, elles deviennent molles, et la rougeur est moins foncée,

Quatrième série. — Trois onctions, 13, 14, 15 juillet. Phénomènes de réaction un peu moins intenses; les tubercules des ailes du nez, des oreilles, de la partie inférieure des joues, se couvrent d'une matière brune jaunâtre, plus épaisse que celle qui recouvre les tubercules des pommettes; les squames, devenues plus petites, se détachent toujours avec la matière exsudée et sèche. La partie supérieure de la joue droite devient plus unie.

Le 17 juillet, Rivet passe dans le service de M. Ch. Bernard, alors suppléant de M. le professeur Andral.

Cinquième série. — Trois onctions, 18, 19, 20 juillet. Les phénomènes de réaction diminuent sensiblement. La matière exsudée forme une croûte assez épaisse, mais plus jaunâtre sur les oreilles, le nez et les joues La peau reprend plus de souplesse, principalement sur les pommettes, où apparaissent quelques rides.

Sixième série. — Trois onctions, 27, 28, 29 juillet. Croûtes jaunâtres vers la racine du nez et le milieu des joues ; on remarque après leur chute que la peau forme des plis sur ces parties devenues plus souples, enfin que ce tégument commence à reprendre son aspect naturel. L'extrémité du nez et les oreilles résistent davantage à l'action de la pommade. La poussée se fait plus difficilement sur ces parties, où les tissus conservent davantage l'induration.

Septième série. — Trois onctions, 3, 4, 5 août. L'application d'une pommade plus concentrée sur l'extrémité du nez, les oreilles et les points les plus indurés des joues donne lieu à une réaction assez vive ; elle détermine bientôt une exsudation de matière verdâtre qui acquiert une grande dureté en se desséchant, notamment à l'extrémité du nez. La chute de cette croûte n'a lieu qu'après dix jours, et l'on constate que les tissus sont moins indurés.

Huitième série. — Trois onctions, 17, 18, 19 août. L'application de la pommade précédente sur les mêmes parties donne lieu à la formation d'une croûte moins foncée, moins épaisse, qui se détache avec un peu plus de facilité.

Neuvième série. — Trois onctions, 1, 2, 3 septembre. Onction générale sur toutes les parties malades avec la première pommade. La réaction est peu intense ; la matière qui recouvre l'extrémité du nez, les oreilles et la partie inférieure des joues prend une coloration plus jaunâtre et se détache promptement. Les petites saillies tuberculeuses, d'un rouge plus vif, qui avoisinent le nez, les sourcils, et qui existent sur les pommettes, ne donnent plus lieu qu'à une desquamation furfuracée.

Dixième série. — Trois onctions, 16, 17, 18 septembre. Les croûtes deviennent d'un jaune plus clair, elles sont peu épaisses et tombent facilement. Les points tuberculeux qui recouvrent les pommettes, principalement, ne donnent lieu qu'à des squames petites, blanches, très-minces. Le tissu cellulaire hypertrophié a considérablement diminué de volume; les tissus sont très-peu indurés : la peau acquiert chaque jour plus de souplesse; les joues mieux dessinées font paraître le visage amaigri.

Pendant les mois d'octobre et de novembre, six séries d'onctions; les dernières ne produisent plus de matière; les tubercules disséminés ne donnent lieu qu'à une légère furfuration. La peau d'une grande partie du nez et des joues et celle des sourcils reprennent toute leur souplesse et leur aspect à peu près naturel. La conque des oreilles devient flexible.

Pendant le mois de décembre, trois séries d'onctions.

La peau reprend de plus en plus son état normal.

Enfin, au mois de janvier 1858, Rivet, satisfait de l'amélioration qui s'est opérée dans sa maladie, éprouve le besoin de travailler; mais, voulant continuer le traitement sous ma direction, il demande à être employé en qualité d'infirmier. Il fait pendant trois mois encore quelques onctions qui amènent progressivement des modifications profondes dans tous les tissus. Vers la fin de février, il n'existe que de très-petits tubercules roses, disséminés çà et là sur le visage, et chose remarquable, à ce moment, c'est que les poils blancs et rares des favoris poussent noirs et plus épais.

Le 8 avril, Rivet se trouve suffisamment avancé dans sa guérison pour reprendre son travail habituel; il quitte l'hôpital de la Charité. Les traits du visage sont parfaitement naturels, la peau n'offre aucune trace de cicatrices sur les parties soumises à notre traitement, et les cicatrices qui existaient auparavant sont moins blanches, moins brillantes, elles se rapprochent du ton de la peau ; les quelques points tuberculeux qui se voient encore vers la base des joues ne donnent plus lieu à la formation de squames.

La santé générale est excellente.

Dans le courant du mois de mai, Rivet fait encore deux nouvelles séries d'onctions qui ont pour résultat d'amener la résolution complète de tous les petits points tuberculeux encore apparents à la sortie de l'hôpital. Rivet continue son travail et jouit d'une bonne santé.

Cette guérison, qui date de 18 mois, a été obtenue exclusivement par le traitement local. Rivet n'a pris aucun médicament à l'intérieur pendant son séjour à la Charité.

Les onctions, parfois très-douloureuses dans le commencement du traitement, ne produisent plus qu'un peu de chaleur et une cuisson très-supportable dans les derniers temps.

OBSERVATION II. — *Lupus tuberculeux avec ulcérations.* (Herpès exsedens, dartre rongeante.)

Mademoiselle Zélie Duriez, âgé de 29 ans, sous-surveillante à la Salpétrière, est née à Labussière (Pas-de-Calais) de parents bien portants; cependant son aïeul paternel avait été affecté d'un cancer à la lèvre supérieure, lequel a détruit cet organe.

Mademoiselle Zélie, d'un tempérament lympathico-nerveux, a joui d'une bonne santé jusqu'à l'âge de 13 ans; à ce moment elle a éprouvé une grande frayeur suivie d'une perte de connaissance : quelques jours après cet accident, il se manifesta à la partie inférieure de la cloison du nez un petit bouton qu'elle grattait et qu'elle déchirait sans cesse, excitée qu'elle était par la chaleur et la démangeaison.

Un médecin est consulté; il prescrit pour traitement local des applications de pommade au goudron, et à l'intérieur du vin de gentiane, de l'huile de foie de morue et un régime tonique. Ce traitement, suivi pendant dix-huit mois, n'amène aucun résultat. On pratique alors pendant un intervalle de dix-huit mois des cautérisations à l'aide du nitrate d'argent, renouvelées à peu près chaque mois.

En 1846, trois ans et demi après le début de la maladie, ces divers traitements n'apportant aucune amélioration, mademoiselle Zélie entre à l'hôpital Saint-Louis, le 7 juin, dans le service de M. le professeur Jobert de Lamballe. Alors le bouton situé à la partie inférieure de la cloison du nez s'était étendu sur les narines, et de plus il existait un second bouton dans la fossette de la lèvre supérieure.

M. Jobert prescrit les amers, l'huile de foie de morue (300 grammes par jour), les bains sulfureux et pratique des cautérisations avec le nitrate acide de mercure sur tous les points affectés. Après deux mois de l'application de ce caustique, l'aile droite du nez est détruite, ainsi qu'une partie de la lèvre supérieure.

Les tissus cautérisés se cicatrisent, mais la lèvre supérieure est rétrécie et remontée; comme il n'existe presque plus de rougeur, mademoiselle Zélie croit à sa guérison; elle demande à quitter l'hôpital Saint-Louis pour se rendre dans sa famille. Quelques jours après son arrivée parmi les siens, de petits boutons rouges apparaissent tout à coup sur toute la surface du nez et des joues. Ces boutons se couvrent de croûtes, sur lesquelles se forment de petits ulcères qui s'agrandissent chaque fois que les croûtes sont enlevées. Au bout de trois mois de séjour auprès de ses parents, mademoiselle Zélie est obligée d'entrer de nouveau à l'hôpital Saint-Louis, le 1er mai 1847. M. Jobert ordonne le même traitement interne, et porte de nouveau le nitrate acide de mercure sur toutes les surfaces malades. Les cautérisations répétées amènent successivement la destruction de l'extrémité du nez et d'une partie de la lèvre supérieure, et après dix-huit mois de ces mêmes cautérisations, au commencement de 1849, le nez et la lèvre supérieure sont complétement détruits, ainsi que les bourgeons charnus qui s'élevaient sur les parties ulcérées. Les bords des tissus qui limitent ces destructions se cicatrisent définitivement; mais il subsiste encore, sur la plus grande étendue des joues, de petits ulcères, des indurations et des rougeurs violacées.

Au commencement de l'année 1857, je donnais des soins à des femmes affectées de dartres et de lupus, à l'Hôtel-Dieu, dans le service de M. le docteur Piédagnel, lorsque ce très-honorable confrère a l'occasion de rencontrer Mlle Zélie à la Charité. Convaincu, par les résultats obtenus sous ses yeux, que je puis être utile à cette jeune personne, M. Piédagnel l'engage à suivre notre traitement. Elle y consent et je constate ainsi son état :

Les joues offrent de très-larges surfaces d'un rouge violacé sur lesquelles existent des tubercules volumineux : huit sur la joue droite dont quatre sont ulcérés profondément, et quatre à l'état d'induration ; quatre sur la joue gauche, deux ulcérés moins profondément, et deux très-indurés.

Les trois plus grands ulcères ont la dimension d'un centime; tous sont recouverts de croûtes jaune verdâtre, épaisses, qui se détachent d'elles-mêmes et laissent voir au-dessous une matière jaunâtre assez consistante ; leurs bords sont durs, saillants, surmontés çà et là de bourgeons charnus, parfois saignants.

La peau du visage épargnée par le lupus a une teinte verdâtre pâle. Les tissus sous-jacents sont tuméfiés et indurés ; la malade éprouve peu d'appétit; son sommeil est léger; à l'époque des règles qui durent huit jours avec abondance, elle se sent très-faible et très-fatiguée; le sang est pâle, séreux.

Mademoiselle Zélie porte un appareil fabriqué par M. Luer, qui représente le nez et la lèvre supérieure. Cet appareil en caoutchouc vulcanisé, coloré dans le ton de la peau, cache les ravages de la maladie et rappelle parfaitement la physionomie.

Mademoiselle Zélie commence l'application de la pommade à l'iodure de chlorure mercureux, le 14 avril 1857, par séries de trois onctions consécutives, une seule onction par jour et deux ou trois séries par mois, suivant les modifications obtenues.

Chaque onction donne lieu à des phénomènes de réaction, rougeur, chaleur, cuissons plus ou moins vives et parfois douloureuses ; leur durée est en général de 4 à 5 heures, après lesquelles se manifeste la poussée d'une matière qui se dessèche sous forme de croûtes jaune verdâtre très-épaisses ; ces croûtes tombent d'elles-mêmes au bout de 4 à 5 jours.

Ce mouvement expulsif de matière amène progressivement une diminution de volume dans tous les tissus indurés, et le 28 juin, les croûtes du côté droit sont déjà moins épaisses, plus jaunes, les tubercules plus affaissés. La rougeur est moins violacée, moins étendue sur le côté gauche ; la peau reprend son aspect naturel sur plusieurs points.

Au 15 juillet, il survient une modification rapide dans tous les tubercules ; les indurations sont moins étendues, et les ulcères moins profonds.

A la fin de septembre, les tubercules ulcérés du côté droit sont cicatrisés ; ceux du côté gauche arrivent au niveau de la peau. L'induration de tous les tissus diminue notablement. — Enfin, en décembre, la matière expulsée forme des croûtes blanchâtres sur les trois points ulcérés du côté gauche. Le côté droit, complétement cicatrisé, ne donne lieu qu'à des squames minces, peu adhérentes.

Dans le courant de février 1858, disparition de deux tubercules sur le côté droit, les deux autres diminuent sensiblement ; légère desquamation. Les ulcères du côté opposé sont complétement cicatrisés, croûtes blanchâtres très-légères, desquamation furfuracée sur les tubercules les moins indurés.

En avril, les tissus des joues reprennent leur souplesse ; elles se dessinent mieux ; l'induration des tubercules devient superficielle ; la peau a son aspect naturel, elle reste seulement un peu rouge sur les tubercules.

A la fin de juin, les tubercules du côté droit ont complétement disparu, et sur l'autre côté il n'en existe que trois petits avec légère induration.

A ce moment, mademoiselle Zélie est nommée sous-surveillante à la Salpêtrière. Sa guérison si avancée lui permet d'accepter cette position. Malgré les fatigues et les veilles qu'exige cette nouvelle fonction, la malade n'a rien perdu des bénéfices de notre traitement. Au contraire, continuant de temps en temps les applications de la pommade, elle voit disparaître définitivement les tubercules.

Depuis six mois, il ne se produit plus aucune matière. Le teint reprend son aspect naturel, les cicatrices perdent chaque jour l'éclat de leur blancheur primitive, A la place des tubercules, existent encore, sur le côté droit, trois petites taches légèrement rouges, mais sans la moindre induration. Tous les tissus des joues sont entièrement souples, et la santé générale est très-bonne.

Le médicament n'a pas été appliqué seulement à l'extérieur, il a été aussi administré à l'intérieur sous forme de pilules au nombre de deux à trois par jour. Quoique ces pilules aient été prises pendant toute la première année d'une manière consécutive, la malade n'a ressenti *aucunes coliques*, et n'a éprouvé ni *diarrhée* ni *salivation*.

Si donc, dans d'autres cas signalés par quelques-uns de nos confrères, on a vu se produire des accidents, tels que *nausées, vomissements, diarrhées, salivation*, c'est que le médicament a été employé sans tenir compte des contre-indications, ou bien parce que le médicament était mal préparé. Autrement, comme on le voit dans cette observation, le médicament devient un puissant modificateur qui fortifie notablement la santé et donne au sang des règles plus de plasticité.

En 1863, dans un mémoire lu à la Société de chirurgie et publié dans le n° 69 de l'*Union médicale*, M. le docteur Debout constate la complète guérison de mademoiselle Zélie à la Salpétrière.

Société de chirurgie. — Séance du 18 mars 1863.

DE LA CHIRURGIE RÉPARATRICE EN FACE DES GRAVES MUTILATIONS

DE LA CHARPÊNTE OSSEUSE DE LA FACE.

Le fait suivant est une tentative de M. Lüer pour la restauration du nez et de la lèvre supérieure, au moyen du caoutchouc vulcanisé.

Destruction du lobule du nez et de la lèvre supérieure par un lupus. Usage d'un nez et d'une lèvre en caoutchouc depuis huit années.

Z... fut, à l'âge de 13 ans, atteinte d'un lupus à la partie inférieure de la cloison du nez. Le traitement mis en œuvre par le médecin du lieu restant sans effet, la malade vint à Paris et fut admise à l'hôpital Saint-Louis, dans le service de M. Jobert (de Lamballe). Malgré l'emploi de l'huile de foie de morue à haute dose et de la cautérisation répétée des tubercules, la maladie poursuit sa marche envahissante, couvre l'étendue des deux joues, et détruit une grande partie du lobule du nez.

Quelques années après, Z... entre à la Charité, dans le service de Gerdy, qui tente en vain la cure de la malade. Cette jeune personne, voulant aller passer quelques mois dans son pays, Gerdy lui fit construire un nez en argent, qui tenait en place à l'aide de branches de lunettes. Lorsque cette malade rentra à la Charité, le lupus avait détruit une partie de la lèvre supérieure et ramené la difformité, car cette région n'était pas couverte par l'appareil. M. Lüer construisit alors pour cette malade un nez et une lèvre supérieure en caoutchouc vulcanisé.

Afin de s'affranchir de la nécessité d'une monture de lunettes pour maintenir la pièce, M. Lüer avait fixé à la partie postérieure de celle-ci une tige métallique supportant une rondelle en caoutchouc, qui, introduite à l'intérieur de la cavité nasale, permettait de fixer l'appareil sans le secours d'un mécanisme apparent à l'extérieur. Mais comme la malade était affectée d'un lupus non encore guéri, le traumatisme produit par la rondelle ramena l'ulcération des parties, encore trop récemment cicatrisées. Mademoiselle Z... fixa son nez artificiel, en collant sur ses joues les bords de la lame de caoutchouc au moyen d'une solution de gomme laque. Plus tard, M. le docteur Félix Rochard entreprit avec succès le traitement de cette malade, qui put désormais avoir recours impunément à cet artifice.

SYPHILIS. — SYPHILIDES

L'histoire de la syphilis ne pouvant rentrer dans le cadre de cet ouvrage, notre but n'est pas de faire un tableau complet de cette maladie ; nous n'en tracerons qu'une esquisse sans laquelle on ne pourrait saisir nettement un épisode que nous allons essayer d'achever plus complétement. — Celui de ses manifestations sur le tégument.

De là, la division du sujet en deux parties : 1° *la syphilis ;* 2° *les syphilides.*

PREMIÈRE PARTIE

DE LA SYPHILIS.

Définition. La syphilis est une maladie constitutionnelle, virulente, se transmettant par contagion ou par hérédité. Quand elle est acquise par contagion, que celle-ci (soit naturelle ou artificielle), elle débute après un temps variable par des accidents qui surviennent d'abord aux points même où le virus a été déposé par le *chancre infectant* : puis viennent plus tard d'autres accidents qui affectent tous les organes, en procédant de la périphérie vers le centre, c'est-à-dire, du tégument vers les viscères.

Historique. Peu de questions ont soulevé autant de discussions que l'origine de la syphilis. Question non encore jugée.

D'abord quel est l'âge de la maladie? MM. Melchior Robert, Follin, Bazin, Cazenave prétendent qu'elle est aussi vieille que le monde. Oviedo, Astruc, Gibert, Auzias-Turenne, MM. Hardy et Langlebert pensent qu'elle apparut pour la première fois vers la fin du 15e siècle en 1494. Nous nous rangeons à l'avis de ces derniers pour deux raisons principales. D'abord nous ne trouvons pas de livres antérieurs à cette date où il soit fait mention de la vérole, bien qu'on y trouve parfaitement décrites d'autres maladies vénériennes telles que la blennorrhagie et le chancre simple. Puis tous les médecins de cette époque qui ont décrit les premiers le fléau le signalent comme nouveau et comme faisant une foule de victimes non classées auparavant dans le cadre nosologique du temps.

Maintenant, comment est née la maladie, où a-t-elle pris naissance ? ici encore deux opinions principales sont en présence. — Les uns la font naître en Europe et lui attribuent les paternités les plus diverses et les plus imaginaires : d'autres disent qu'elle nous est venue d'Amérique, importée par les compagnons de Cristophe-Colomb. Cette opinion est aussi celle d'Auzias-Turenne qui l'a parfaitement défendue dans le *Courrier médical* du 2 juillet 1864.

TABLEAU GÉNÉRAL ET ÉVOLUTION DE LA SYPHILIS.

Un liquide tenant en suspension du virus syphilitique se trouve en contact, supposons, avec une plaie de la peau ou des muqueuses ; d'après les lois de l'absorption il en entrera une certaine partie par les veines et les vaisseaux lymphatiques ouverts et béants à la surface de la plaie. Au bout d'un temps court, mais variable, le virus manifeste sa présence au point d'entrée par un travail morbide qui est le chancre infectant ; lequel sera suivi bientôt de l'engorgement des vaisseaux et des ganglions lymphatiques correspondants.

Deux, trois mois peuvent s'écouler après le début de la contagion sans qu'il survienne d'autres symptômes : la plupart du temps même le malade jouit d'une parfaite santé. Au bout de deux ou trois mois cependant, quelquefois après trois ou quatre semaines apparaissent les accidents constitutionnels annoncés par des symptômes prodromiques, tels que douleurs générales, appauvrissement du sang, plus rarement de la fièvre.

Ces accidents si variés qui ont fait comparer la vérole à Protée, vont suivre une marche très régulière, c'est d'abord la peau, les muqueuses, la surface enfin qui verra surgir des taches, des boutons secs ou purulents, les dépendances de la peau, tels que les ongles, les poils deviendront malades aussi et tomberont : l'œil lui-même pourra subir l'influence du virus, telles sont les affections qui caractérisent la période secondaire de la syphilis.

Pour la plupart des syphilitiques le mal en restera là ; chez d'autres, il s'enfoncera dans l'organisme, et l'on verra des manifestations se déclarer successivement dans le tissu cellulaire sous-cutané et muqueux, les os, les muscles, le foie, les reins, les nerfs, et dans tous les viscères enfin, dont aucun ne sera à l'abri de ses atteintes. — C'est la période tertiaire de la syphilis.

DIVISION DE LA SYPHILIS.

On reconnaît facilement dans l'évolution de la syphylis deux grandes phases : 1° celle de l'accident primitif ou localisé au point d'entrée du virus; 2° celle des accidents constitutionnels. — Telle était la division de Fernel.

Hunter tenant compte du siége anatomique des lésions, a divisé les accidents constitutionnels en deux ordres. Dans le premier, la maladie n'affecte que les téguments; dans le second, elle se manifeste sur les organes profonds. M. Ricord a donné le nom d'accidents secondaires aux accidents constitutionnels du premier ordre (peau et muqueuses), et d'accidents tertiaires à ceux du second ordre.

Cette division des maladies syphilitiques en trois périodes est moins tranchée et plus difficile à délimiter que la première en deux grandes phases : mais elle a une grande valeur pratique, surtout au point de vue du traitement, accidents secondaires, *mercuriaux?* aux accidents tertiaires, *iodure de potassium.*

Admettant donc les accidents primitifs, les accidents secondaires et les accidents tertiaires, commençons par l'étude succinte des *accidents primitifs.*

1° Du chancre.

La syphilis débute toujours par un chancre qui se présente sous une des deux formes suivantes.

Le chancre *mou* débute de suite après le moment de la contagion. Au bout de trois ou quatre jours, il présente déjà tous les caractères qui lui sont propres : c'est une ulcération à bords taillés à pic, comme faits à l'emporte-pièce, à fond chagriné, grisâtre, pulpeux ; si on le presse entre les doigts, on n'a pas la sensation que donne le chancre induré, il est toujours douloureux, et s'auto-inocule facilement sur le porteur : aussi il est rarement seul, et on en trouve souvent huit ou dix sur le même malade.

Le chancre *induré* a généralement une incubation assez longue, le plus souvent de dix à quinze jours, mais elle peut aller jusqu'à 45.

Il présente peu d'inflammation, cause peu de douleur au patient, n'est pas auto-inoculable, ce qui fait qu'on le rencontre presque toujours seul ; quand il est ulcéré, il se présente sous l'aspect d'une petite plaie, arrondie, à bords taillés à l'évidoir dont le fond est presque sec. Mais ce qui le caractérise surtout, c'est le tissu sur lequel il semble reposer, tissu nouveau qui donne aux doigts qui le pressent la sensation d'un corps dur, résistant, élastique, tel est le chancre induré.

Ces deux chancres sont-ils deux espèces différentes, n'ayant aucun lien de parenté, ne pouvant s'engendrer mutuellement ; faut-il admettre en un mot la dualité chancreuse ? Nous n'en savons rien, ni ne voulons nous en occuper ; tout ce que nous savons, ce dont nous sommes sûr, c'est que le chancre mou est souvent suivi de syphilis, que le chancre induré l'est presque toujours.

2° De la lymphite et de l'adénite spécifique.

Trois ou quatre semaines environ après le jour de la contagion, on voit les ganglions correspondant au chancre devenir plus ou moins gros. Ils sont mobiles sous la peau à laquelle ils n'adhèrent pas et qui ne change à leur niveau ni de couleur, ni de température. Ces ganglions sont indolents et ne suppurent jamais. On a donné à cette affection le nom de bubon indolent, pléiade ganglionnaire, lymphite ou adénite spécifique.

Les vaisseaux lymphatiques intermédiaires subissent souvent une action analogue, d'un volume variable d'un demi millimètre à un centimètre, ils sont indolents, durs ou plutôt indurés comme les ganglions et roulent sous le doigt.

La syphilis débute toujours par un chancre et jamais autrement : et celui-ci se présente sous une des deux formes que je viens de décrire. Autrefois on faisait débuter la syphilis par un bubon dit d'emblée, par une végétation, soit par une blennorrhagie. — C'est une erreur, malgré l'opinion encore soutenue par des hommes aussi éminents que MM. Bazin, Cazenave, Auzias-Turenne.

Accidents secondaires.

On appelle *accidents secondaires* les premières manifestations constitutionnelles qui viennent après le chancre infectant.

Entre le début du chancre et les manifestation de la syphilis secondaire, il se passe un certain temps qui varie de un à trois mois pendant lequel le malade peut avoir une santé parfaite.

Si le chancre est guéri, la syphilis est alors à l'état latent, il y a incubation du virus.

Les affections syphilitiques secondaires sont souvent annoncées par des symptômes précurseurs ou *accidents prodromiques.* En moyenne, de 6 à 8 semaines après le début du chancre, les malades sont atteints d'anémie avec pâleur, altération des traits, perte des forces et de l'embonpoint, et quelquefois de palpitations de cœur et de vertiges.

Ils éprouvent aussi dans les membres des douleurs vagues qui s'exaspèrent la nuit, des céphalées opiniâtres qui rendent le sommeil impossible. Tout cela est accompagné de malaise général, de courbature et même quelquefois de fièvre, dite *fièvre syphilitique* qui précède de quelques jours seulement les affections de la peau et des muqueuses et du système lymphatique superficiel de tout le corps.

1° *Peau et muqueuses.* La peau est l'organe qui est le plus souvent affectée par la syphilis pendant la seconde phase. Les effets du virus se font sentir sur le tégument et sur les muqueuses sous la forme de taches et de boutons qui affectent la plupart des formes éruptives, qui sont propres aux autres maladies de la peau. Cependant des caractères communs et spéciaux, un air de famille, pour ainsi dire, dénote leur origine commune et spéciale ; nous y reviendrons en parlant des syphilides.

2° *Système lymphatique.* En même temps que les premières éruptions à la peau et sur les muqueuses, on peut constater quelquefois sur les ganglions et les vaisseaux lymphatiques superficiels de tout le corps (Bazin) les mêmes symptômes que nous avons rencontrés sur les vaisseaux et les ganglions correspondants du chancre infectant.

3° *OEil.* L'iris peut s'enflammer pendant toute la durée de la seconde période, mais surtout dans les premiers mois. L'iritis syphilitique ne peut en rien être distinguée de l'iritis simple. Cependant le Dr Galezowski a noté depuis quelque temps la tendance de cette affection à s'étendre aux autres membranes de l'œil et spécialement à la choroïde et même à la fin de la période secondaire à se porter jusqu'à la rétine.

4° *Testicule.* L'induration du testicule est un accident de transition entre les accidents secondaires et les accidents tertiaires ; caractérisée anatomiquement par la production du tissu analogue à celui de l'induration du chancre et des ganglions sur la tunique albuginée et les prolongements fibreux qui en partent pour circonscrire les différents tubes du testicule.

Accidents tertiaires.

Les accidents tertiaires ne surviennent jamais avant six mois, en moyenne vers trois ans, quelquefois quinze et vingt ans après le chancre.

La peau, les muqueuses, le périoste, les os, les muscles, les viscères, tous les tissus enfin peuvent subir les atteintes du virus syphilitique. Les lésions qu'il y occasionne se rapportent toutes à trois modes principaux : 1° le mode inflammatoire sous toutes les formes ; 2° le mode hypertrophique s'exerçant sur le tissu lamineux et fibreux ; 3° la gomme à laquelle se rapporte l'induration du chancre et qui se montre tantôt sous forme de petite masse (tumeur gommeuse), tantôt sous forme d'infiltration.

ÉTIOLOGIE

La syphilis est une maladie virulente qui ne naît jamais que d'elle-même et de deux manières, par contagion ou par hérédité. Comme l'inoculation n'est qu'une contagion artificielle, nous ne nous en occuperons pas.

Contagion. Quels sont les accidents syphilitiques capables de produire un liquide inoculable ?

1° En première ligne, le chancre infectant, quelle que soit sa forme.

2° Tous les accidents secondaires humides.

Nous avons vu que la syphilis débutait toujours par le chancre, même lorsqu'elle provenait de la contagion des accidents secondaires. Ce fait, entrevu par quelques auteurs anciens et modernes, a été généralisé par M. le Dr Danglebert, qui le premier posa cette loi dont la connaissance a contribué à éliminer tant d'inconnus dans le problème de la syphilis. « La syphilis constitutionnelle a constamment pour point de départ un chancre, et spécialement un chancre induré, lors même qu'elle a été communiquée par le produit d'un accident secondaire (1). »

3° Le sang des syphilitiques est inoculable aussi.

(1) Extrait des procès-verbaux de la Société du Panthéon (séance du 13 février 1856.

Aucune sécrétion normale chez un syphilitique ne peut produire le chancre et par suite la syphilis, s'il ne contient un des liquides précédemment nommés.

Hérédité. Un père syphilitique peut, la mère étant saine, avoir un produit syphilitique, Trois observations concluantes, mais trois observations seulement le prouvent. Tous les jours nous voyons des pères syphilitiques donner le jour à des enfants sains. D'où nous concluons que c'est un fait possible, mais excessivement rare ; en cela, nous sommes d'accord avec le Dr Mireur, de Marseille, qui a publié un excellent travail sur cette question (1).

Lorsque la mère seule est syphilitique, l'enfant peut naître sans la maladie ; mais c'est loin d'être l'habitude. En général, plus le début de la syphilis se rapproche du moment de la conception, plus le fœtus a de chance d'être infecté.

Il va sans dire que lorsque les deux géniteurs sont malades, leur produit a plus de chances d'être infecté que quand il n'y en a qu'un seul. Mais, même dans ce cas, l'enfant peut naître sain.

TRAITEMENT GÉNÉRAL DE LA SYPHILIS

Traitement abortif. Peut-on, jusqu'à un certain moment, espérer d'arrêter l'évolution de la syphilis, peut-on faire avorter cette maladie ? Oui, nous le pensons. Pour résoudre la question, il est utile d'entrer dans les quelques considérations suivantes.

Si le chancre était la cause de l'infection constitutionnelle et non l'effet, on comprendrait parfaitement qu'en détruisant cette cause, le chancre, on empêcherait l'effet qui est la syphilis. Or, c'est précisément ce qui a lieu. C'est ce que pense, comme nous, MM. Ricord, Langlebert, Sigmung et Cullerier.

(1) Essai sur l'hérédité de la syphilis (Thèse, Paris 1867).

MM. Cazenave, Baumès, Vidal (de Cassis), Lagneau pensent, au contraire, que le virus syphilitique est, aussitôt après son inoculation, porté dans le torrent circulatoire, distribué dans toute l'économie qui est alors infectée et que le chancre est la première manifestation de l'infection syphilitique.

S'il en était ainsi, nous ne comprendrions pas tout d'abord que l'économie tardât presque toujours autant à accuser la présence du virus, puisque le chancre infectant ne se développe que du dixième au quarante-cinquième jour et que, pendant ce temps, le malade jouît d'une santé parfaite.

Dans le cas où le chancre infectant naît de suite après l'inoculation, pourquoi naîtrait-il seul ? Nous devrions avoir une éruption chancreuse générale comme, dans la variole, nous voyons une éruption pustuleuse générale. Puis il nous semble que, si dès le jour fatal de la contagion tous nos tissus étaient empoisonnés, l'économie tout entière réagirait dès le premier jour et on verrait de suite les accidents prodromiques qui précèdent de quelques jours les accidents secondaires.

Supposons, au contraire, que le chancre soit un symptôme local, un réceptacle de virus, d'où celui-ci s'échappera à un moment donné pour inonder tout l'individu. On a alors une pustule, un accident local faible qui ne pourra troubler la santé ; mais le jour où, rompant ses barrières, le virus s'échappera pour se précipiter dans nos tissus, tous ceux-ci réagiront : il y aura des symptômes généraux, des troubles de la nutrition et une poussée générale à la peau, comme dans les fièvres éruptives ; or, c'est précisément ce qui a lieu.

Nous pourrions aller prendre des arguments dans la pathologie générale et nous verrions la pustule maligne, simple accident local d'abord, infecter toute la masse du sang. En détruisant la pustule vers son début, le chirurgien prévient l'empoisonnement général et sauvera le malade d'accidents terribles.

Nous nous contenterons de citer une contradiction de la part de nos adversaires ; M. Hardy, par exemple, qui n'est pas de notre avis sur cette question, dit quelque part (1) : « La plupart des auteurs modernes considèrent, comme nous l'avons dit, l'induration et la pléiade ganglionnaire voisine du chancre comme des accidents secondaires, comme des manifestations de l'infection de l'économie par le virus syphilitique ; et pour eux, l'incubation entre la première et la seconde période est très-courte, puisque l'induration arrive habituellement du septième au douzième jour après la naissance de l'ulcération. Quoique nous admettions que ces accidents soient des signes de syphilis confirmée, cependant nous ne ferons commencer la seconde période que plus tard..... » Ainsi, pour M. Hardy et la plupart des auteurs modernes, l'induration du chancre et l'engorgement des ganglions correspondants sont des signes de syphilis confirmée ; et pour eux, ce sont les premiers. Les symptômes qui avaient précédé n'étaient donc que des accidents locaux et qui n'indiquaient pas que le porteur fût en puissance de syphilis.

M. Cullerier a fait connaître le premier cette expérience.

Un individu, âgé de vingt-sept ans, entra à l'hôpital du Midi le 5 novembre 1863 pour une carie de la clavicule gauche. Le 29 janvier 1864, on inocule au malade, sur la ligne blanche, près de l'ombilic, du pus d'un chancre induré, datant déjà de six semaines, chancre qui a été suivi de tous les symptômes d'une syphilis normale. Le 19 février, comme il n'y avait rien d'apparent au point inoculé, on considère l'inoculation comme négative, et avec le pus d'un chancre induré datant de vingt jours, on fait une piqûre un peu au-dessous du lieu de la première inoculation. Le 3 mars, c'est-à-dire trente-neuf jours après la première inoculation, et dix-sept jours après la seconde, on aperçoit sur les deux points inoculés deux papules reposant sur une base indurée, dont la première ne s'excorie qu'au bout de quelques jours, et dont la seconde offrait au sommet un point purulent. Toutes deux ont pris l'as-

____

(1) *Leçons sur la syphilis et les syphilides*, page 102, 1864.

pect et ont suivi la marche de deux chancres infectants, celui de la seconde inoculation beaucoup plus large et plus étendu que celui de la première. Le 10 avril il y a une roséole générale.

Ce fait qui n'est pas unique prouve clairement qu'un individu qui a subi la contagion est apte encore à recevoir une nouvelle contamination pendant la période d'incubation du chancre infectant; d'où nous concluons rigoureusement que l'économie était vierge de syphilis au moins jusqu'à l'apparition du chancre.

Des faits assez nombreux d'auto-inoculation naturelle et artificielle de l'ulcère primitif infectant démontrent d'une façon inattaquable que pendant une partie de la durée de celui-ci, le virus a respecté l'économie et est resté au point même où il a été déposé.

De la discussion qui précède, nous concluons :

1° Le chancre est au début un accident local;

2° Le chancre est la cause et non l'effet de l'infection générale ;

C'est en nous appuyant sur ces conclusions, que nous pensons, comme M. Ricord, qui puise cette conviction dans des considérations d'un autre ordre, que l'on peut enrayer la syphilis pendant une partie bien déterminée de la période primitive, depuis le début du chancre jusqu'à l'apparition de son induration ou de l'adénite spécifique primitive quand la première manque.

En détruisant le chancre soit au moyen du bistouri, soit d'un caustique puissant, quelques auteurs pensent, et avec raison, pouvoir détruire le chancre et par suite ses effets c'est-à-dire la syphilis consécutive. Outre que le premier de ces moyens est peu accepté par les malades, il ne peut être mis en pratique que dans des cas rares et spéciaux, quand par exemple l'ulcère siége au limbe du prépuce ou sur les bords libres des petites lèvres.

Sur le gland, la verge... où il ne peut être employé, on est obligé d'avoir recours aux caustiques. Mais, ce moyen, incertain, puisqu'il faut détruire en surface et en profondeur environ le double de l'espace, qu'occupait le chancre, est bien douloureux et laisse des traces accusatrices que personne n'aime à porter, du reste on ne peut pas toujours l'employer.

Nous préférons, pour toutes ces raisons, notre méthode locale expulsive qui atteint pour le moins aussi sûrement le même but et qui n'a aucun de ces inconvénients cités plus haut.

Dès qu'un chancre nous est présenté, nous le traitons avec notre composé d'iode et de calomel, suivant les règles que nous avons posées au chapitre traitement; son effet est de produire une *poussée* qui appelle au dehors les produits morbides et le virus qu'ils contiennent et qui se traduit à l'endroit attaqué par l'apparition d'un suintement qui se dessèche bientôt sous forme de croûtes de qualités physiques variables.

Tout chancre traité ainsi dès le début a guéri promptement et n'a jamais été suivi de manifestations générales.

Lorsque le chancre, sans être induré, existe depuis un certain temps, on a encore avantage à le traiter par notre méthode qui guérit très-bien l'accident local et qui, lors même qu'elle n'enraye pas l'évolution de la syphilis doit par son action du dedans au dehors diminuer la quantité du virus et par suite la gravité de la maladie.

Traitement curatif. Cependant nous ne sommes pas aussi confiant que M. Ricord, qui est trop affirmatif peut-être quand il dit n'avoir jamais vu de chancre, cautérisé après son début, être suivi de syphilis.

Soit que le traitement abortif n'ait pas réussi, soit que le malade soit venu trop tard, il faut, dès qu'apparaît l'induration du chancre, ou l'adénité spécifique, donner le mercure qui est le médicament anti-syphilitique de la seconde période, l'iodure de potassium est celui des accidents tertiaires, les deux médicaments donnés simultanément dans les accidents intermédiaires.

La supériorité de notre méthode ressort ici avec évidence par la combinaison chimique des trois éléments, iode, chlore, mercure, qui composent le médicament que nous préconisons, puis qu'il peut être administré en même temps à l'intérieur et à l'extérieur.

Une bonne hygiène, un régime tonique et reconstituant conviennent et sont nécessaires dans toutes les périodes.

DEUXIÈME PARTIE

DES SYPHILIDES

Définition. On donne le nom de syphilides aux maladies de la peau et des muqueuses développées sous l'influence de la syphilis.

Caractères propres des syphilides. Les effets du virus syphilitique se font sentir à la peau et sur les muqueuses sous forme de taches et de boutons qui affectent la plupart des formes éruptives qui sont propres aux autres maladies de la peau. Ces diverses lésions élémentaires présentent cependant des caractères propres, spéciaux qui servent à reconnaître qu'elles sont nées sous l'influence du virus syphilitique ; ces caractères sont :

1° La couleur. qui est, sauf quelquefois au début des premières éruptions tout à fait particulière. Fallope la compare à du maigre de jambon. Swediaur, à du cuivre rouge. Elle est d'autant plus caractéristique que la lésion est plus avancée dans son évolution et dans celle de la syphilis.

2° Les syphilides ont une forme et une marche chroniques.

3° Elles ne s'accompagnent pas de prurit ni de démangeaisons, sauf quelquefois au début des premières éruptions. Un malade couvert de roséole ne s'en apercevrait pas, s'il était aveugle. Le médecin la découvre ordinairement le premier et sans que son client s'en doute.

4° Elles présentent une disposition cerclée dans chaque élément et souvent dans l'arrangement des éléments entre eux.

5° On constate souvent l'existence simultanée de plusieurs formes éruptives, ce qu'on appelle la *polymorphie*, qui est bien plus rare dans les autres affections de la peau.

Nous suivrons pour la description des syphilides l'ordre d'évolution de la maladie. C'est, partant de ce principe, que nous établissons d'abord deux grandes divisions. 1° Les syphilides *précoces* ou *généralisées*, qui occupent toujours une grande partie du tégument; 2° les syphilides *tardives* ou *circonscrites* qui n'occupent qu'une surface limitée de la peau.

SYPHILIDES GÉNÉRALISÉES

Syphilide érythémateuse.

Définition. La syphilide érythémateuse est caractérisée par des taches rosées ou rouges, disparaissant sous la pression des doigts et se terminant par des macules qui persistent pendant un temps plus ou moins long.

Symptômes. C'est la plus précoce et la plus commune de toutes les éruptions syphilitiques. Elle est quelquefois précédée de malaise, courbature, fréquence du pouls, de ce qu'on appelle enfin la *fièvre syphilitique*. Mais cela arrive beaucoup plus rarement qu'on ne se complaît à le dire dans certains livres; en tous cas ces symptômes généraux ne sont jamais bien graves.

Le plus souvent cette syphilide survient par poussées successives, et envahit peu à peu le tronc à la face antérieure d'abord, à la face postérieure ensuite, puis les membres ; quelquefois cependant on la voit couvrir le corps tout d'un coup, en quelques heures, sous l'influence d'une cause occasionnelle quelconque.

Elle envahit généralement tout le corps : les membres en sont cependant quelquefois indemnes.

Les taches sont arrondies, plus ou moins confluentes, et sont toujours beaucoup plus apparentes sur le tronc que sur les membres. Quelquefois, mais rarement, les taches présentent un peu de prurit qui n'existe qu'au début de l'éruption. Au bout de 15 jours, elles prennent une nuance moins claire, elles deviennent plus sombres, se recouvrent de lamelles épidermiques très-fines et ne disparaissent plus sous le doigt. Elles sont alors jaunes, grises ou rouge sombre : ce sont des macules qui peuvent persister de 15 jours à un mois.

La marche de cette maladie est essentiellement chronique, elle récidive souvent et peu même apparaître dans la deuxième année de l'apparition syphilitique.

Variété. On distingue plusieurs variétés d'érythème ; 1° la roséole commune ; 2° l'érythème papuleux.

1° *La roséole syphilitique*, consiste en des taches non saillantes, rosées sur les peaux fines et blanches, rouge sombre et plus ou moins effacées sur les peaux brunes et mates, d'un diamètre qui varie entre trois et dix ou douze millimètres. Ces taches, parfois au nombre de quelques-unes seulement, sont d'autres fois disséminées sur toute la surface cutanée et presque confluentes.

2° *L'érythème papuleux* se présente sous la forme de taches plus ou moins élevées au-dessus des téguments voisins, quelquefois de 2 ou 3 millimètres, dont le centre est toujours plus élevé que les bords. Elles sont généralement plus larges et plus rouges que dans la roséole ; c'est surtout dans cette forme que l'on rencontre quelquefois un peu de prurit.

Du reste, l'érythème papuleux peut se rencontrer avec la

roséole ou bien lui succéder; dans quelques cas, elle ouvre la scène des éruptions syphilitiques.

Siége et anatomie pathologique. L'érythème syphilitique a son siége dans le réseau capillaire sanguin le plus superficiel de la peau, le réseau sus-papillaire. Les vaisseaux sont congestionnés plus ou moins fortement, et du degré de la congestion résulte la coloration et la saillie plus ou moins forte des taches.

Accidents syphilitiques concomitants. Le chancre ou son induration existe souvent encore quand la roséole paraît; l'adénite spécifique l'accompagne toujours, puisqu'elle ne s'efface quelquefois qu'après cinq ou six ans. Notons encore comme contemporains de la roséole les accidents prodromiques, l'alopécie, les douleurs rhumatoïdes, l'adénite et la lymphite spécifiques consécutives et quelquefois déjà des plaques syphilitiques sur différentes régions du corps.

Diagnostic. La présence de ces signes, l'absence du prurit, de réaction locale et générale, permettent de distinguer facilement la roséole des éruptions suivantes :

1° La roséole copahique donne lieu à des démangeaisons assez vives, existe toujours chez un malade qui a la blennorrhagie et a pris du copahu ; du reste, sa durée est peu longue.

2° La roséole simple s'accompagne d'une réaction générale assez forte, d'un peu de prurit et a une durée éphémère.

3° La roséole s'accompagne toujours d'une fièvre très-forte et d'un catharre de la muqueuse oculo-nasale.

Pronostic. C'est une éruption tellement insignifiante comme maladie locale, qu'on ne dirige jamais contre elle un traitement spécial.

Syphilide papuleuse.

La syphilide papuleuse présente plusieurs variétés très-distinctes : 1° la syphilis papuleuse plate, en plaques ou plaques syphilitiques qui se divisent suivant le siége ; 1° en plaques cutanées et plaques muqueuses ; 2° la syphilide papulo-tuberculeuse.

1° *Syphilide papuleuse plate.* La plaque cutanée est caractérisée par des éléments saillants qui reposent sur une large base. Ils ressemblent à des disques élevés au-dessus de la peau de 1 à 3 millimètres, à contours bien limités et larges en moyenne comme une pièce de 20 centimes ; leur couleur est d'un rouge foncé d'autant plus caractéristique que l'éruption s'éloigne du début.

Cette éruption peut être accompagnée à son début de phénomènes généraux comme l'érythème.

Sa marche est chronique, sans réaction locale ni démangeaison. Chaque élément se recouvre d'une écaille épidermique mince qui se détache au bout de quelque temps ou bien s'exfolie peu à peu, laissant à la place une macule grise ou couleur jambon qui s'efface après quelques semaines sans laisser de cicatrices.

La durée de chaque plaque est de six à sept semaines ; elles sont presque toujours isolées les unes des autres et semées sur le tégument sans ordre ni préférence. On n'en compte parfois que quelques-unes ; d'autres fois le corps en est couvert.

Telle est la plaque cutanée. Elle se trouve souvent sur les muqueuses où elle a un aspect un peu différent, grâce au siége. La plaque muqueuse est aussi discoïde, mais la surface perd promptement son épithélium et se recouvre presque toujours d'une matière blanchâtre adhérente et assez épaisse.

La plaque muqueuse est surtout fréquente à la bouche et à l'isthme du gosier chez l'homme, à la vulve chez la femme. On la rencontre jusque dans le larynx sur les cordes vocales. (Ch. Fauvel.)

Marche, durée. La plaque syphilitique peut ouvrir la scène des accidents secondaires ou bien coexister avec l'érythème. Mais le plus souvent elle le suit immédiatement. Elle est plus sujette que lui à récidiver et il y a des personnes qui en ont encore trois ou quatre ans après le début de la syphilis.

Siége et anatomie pathologique. La syphilide en plaques est le résultat de la congestion des papilles vasculaires du derme cutané et muqueux; tandis que la syphilide érythémateuse provient de la congestion du réseau sanguin sus-papillaire. Ces deux éruptions dérivent donc du même mode pathologique dans un même système anatomique; mais le siége est différent dans les deux affections, et c'est ce qui donne leur caractère propre. Le système sanguin de la papille est plus riche et plus considérable que le réseau sus-papillaire : c'est pourquoi la saillie et la coloration sont plus prononcées dans la papule syphilitique que dans l'érythème.

Accidents concomitants. Les accidents syphilitiques que nou avons vu coïncider avec l'érythème peuvent aussi exister en même temps que les papules. Mais celles-ci pouvant récidiver à une époque plus lointaine que l'érythème doivent se rencontrer avec d'autres affections plus anciennes; les tubercules, par exemple, en règle générale, elles se trouvent sur le tégument avec toutes les autres affections secondaires.

Diagnostic. Cette affection ne peut guère être confondue avec une autre.

Pronostic. Comme accident local, la syphilide papuleuse est plus désagréable que la syphilide érythémateuse; chaque élément plus visible dure plus longtemps. La fréquence des récidives est quelquefois désespérante.

•2° *Syphilide papulo-tuberculeuse.* Cette éruption est caractérisée par des éléments papuleux très-saillants et reposent sur une petite base.

La syphilide pustulo-tuberculeuse est très-commune ; on en distingue deux variétés : la *syphilide lichenoïde ;* la *syphilide lenticulaire.*

Dans le *lichen syphilitique* qui est bien plus rare que l'autre forme, les papules sont petites, tout au plus grosses comme une tête d'épingle, coniques, acuminées, rarement isolées, elles se rencontrent presque toujours groupées en grand nombre, de manière à former des plaques irrégulières ou approchant la forme arrondie.

Les éléments de la syphilide *lenticulaire* ont un volume variant depuis celui des papules lichenoïdes jusqu'à celui d'un tout petit pois (ce volume auquel ils peuvent atteindre fait qu'ils sont un intermédiaire entre la syphilide tuberculeuse); de plus, ils sont globuleux, hémisphériques, et peuvent se rencontrer isolés ou bien en groupes ; mais chacun de ceux-ci n'occupe jamais qu'une faible surface.

La syphilide papulo-tuberculeuse est rarement précédée de phénomènes fébriles. Chaque élément débute par une tache rosée ou rouge qui s'élève de manière à prendre en quelques jours la forme et le volume qu'il gardera pendant quatre à sept semaines. Sa teinte, dans cette période d'état, est rouge sombre caractéristique. Peu à peu l'épiderme qui le recouvre s'exfolie, sa saillie diminue et il se réduit à une tache maculeuse non saillante, couleur jambon, qui disparaît au bout de un à trois septenaires sans laisser de trace.

Quand les éléments sont groupés les uns à côté des autres, la peau qui les sépare a la teinte caractéristique ; celle-ci dépasse même un peu la partie de peau envahie par les papules.

Sur les muqueuses, la syphilide papulo-tuberculeuse donne des papules de même forme que sur la peau. Elles se recouvrent seulement comme d'une fausse membrane grisâtre et on ne peut guère les distinguer des autres éruptions secondaires qui se produisent aussi sur les muqueuses.

Nous renvoyons pour la marche, la durée, le siége et l'anatomie pathologique, le pronostic, à ce que nous avons dit de la plaque syphilitique.

A la paume des mains, à la plante des pieds, la syphilide papuleuse, en général, se recouvre d'un épiderme très-épais, sec et dur, saillant ; ce qui lui a fait donner le nom de *syphilide cornée.*

Diagnostic. — Les traces d'antécédents syphilitiques tels que

cicatrices, induration du chancre, adénite spécifique, taches
ou macules, roséole, plaques muqueuses..... Les accidents
concomitants, absence de prurit, de réaction, les symptômes
que nous venons de décrire et leur marche spéciale font aisément distinguer cette éruption ;

1° Du lichen dartreux qu'on reconnaîtra à la rougeur moins
foncée et plus vive des plaques, aux vives démangeaisons
qu'il occasionne et à son opiniâtreté à récidiver ;

2° De l'acné induré qui présentera, suivant l'époque à
laquelle on l'examinera, des boutons pustuleux ou croûteux,
des cicatrices plissées et de la douleur à la pression ;

3° Du prurigo qui est caractérisé par de vives démangeaisons et par la petite concrétion noirâtre qui surmonte chaque
papule.

Syphilides squameuse.

Définition. — L'état squameux se montre très-souvent à la
première période des différentes éruptions syphilitiques, surtout de la papule et du tubercule. Mais la squame ne constitue
là qu'une des phases de l'évolution de la lésion.

Il n'est pas rare de rencontrer des cas où l'état squameux
se montre dès le début de l'éruption et forme une espèce pathologique distincte. C'est cette forme que nous allons décrire
sous le nom de syphilide squameuse ou *psoriasis syphilitique*.

Symptômes. — Cette éruption ne se montre jamais la première dans l'évolution de la syphilis : elle n'apparaît que du
sixième au dix-huitième mois, et n'est jamais précédée ou
accompagnée de symptômes généraux.

Comme le sporiasis dartreux, le sporiasis syphilitique présente trois caractères principaux : 1° épaississement de la
peau ; 2° rougeur de cet organe ; 3° par dessus, squames plus
ou moins épaisses.

Il débute par des taches un peu papuleuses, arrondies,
rouge cuivre, recouvertes de plaques épidermiques blan-

châtres qui se détachent par lamelles fines et non imbriquées. Chaque élément s'accroît un peu en surface, et finit par acquérir le volume d'une pièce de vingt centimes ou de un franc. Au bout d'un ou deux mois, la plaque épidermique perd de son épaisseur, la saillie cutanée qu'elle recouvre s'affaisse en même temps, et il ne reste plus qu'une tache brun foncé qui disparaît sans laisser de cicatrice.

La syphilide squameuse, par suite de poussées successives, dure huit et dix mois.

Variétés. — La sporiasis syphilitique que nous venons de décrire est la *sporiasis guttata*. Il peut se rencontrer sur toutes les régions de la peau, mais surtout sur les membres supérieurs. Tantôt les éléments sont dispersés sans ordre, tantôt quelques-uns se touchent, se confondent par leurs bords de manière à présenter quelquefois l'aspect du *sporiasis diffusa*.

Souvent, chaque élément circonscrit une partie de peau saine : au lieu d'un cercle, on a alors un anneau ou seulement un segment d'anneau : c'est le *sporiasis circinata* ou *lèpre syphilitique* qui, sauf cette disposition graphique, a tous les autres caractères du sporiasis guttata; on la voit surtout au visage.

A la paume des mains et à la plante des pieds, les plaques du sporiasis sont très-épaisses, habituellement confluentes et forment ainsi une ou plusieurs larges plaques dont le contour est formé par des courbes appartenant à des cercles de demi à deux centimètres de rayon et qui accusent le mode pathogénique de l'éruption : c'est le *sporiasis palmaire* et *plantaire*. Par les mouvements nombreux qui se passent dans les parties malades, les plaques se fendillent et sont le siége de gerçures qui suppurent et sont très-douloureuses.

Siége et anatomie pathologique. — Le sporiasis syphilitique résulte de la congestion du réseau sanguin sus-papillaire, qui donne lieu à la saillie papuleuse et à la rougeur de la peau. Le liquide plastique qui circule dans des vaisseaux malades et qui sert à l'élaboration des cellules épidermiques est altéré :

celles-ci sont alors produites d'une façon anormale et donnent naisssance aux squames que nous avons décrites.

Diagnostic. — Le sporiasis syphilitique guttata se distingue du sporiasis dartreux par l'absence de démangeaison, par la teinte foncée des taches syphilitiques, par le peu d'épaisseur des squames qui ne sont pas imbriquées et sont moins brillantes, par le liseré épidermique qui limite si souvent chaque élément dans la période de desquamation. Enfin le sporiasis dartreux est caractérisé par des plaques épidermiques épaisses dont quelques-unes existent toujours aux genoux et aux coudes, par sa durée, son incurabilité et sa résistance au mercure.

Les signes diagnostiques du sporiasis syphilitique circiné et du sporiasis dartreux sont les mêmes que pour le sporiasis guttata.

Le sporiasis palmaire et plantaire syphilitique, quand il existe seul, ce qui est rare, est difficile à reconnaître du sporiasis dartreux ayant le même siége. Cependant les signes indiqués plus haut et les courbes bien limitées indiqueront souvent leur origine syphilitique. Le traitement sera encore une excellente pierre de touche.

Pronostic. — Le sporiasis est la manifestation d'une syphilide commune, ni faible, ni trop forte.

Comme accident local, c'est une éruption assez tenace, incommode, surtout aux pieds et aux mains, mais sans aucune gravité.

Syphilide vésiculeuse.

Définition. — Encore appelée *varicelle syphilitique* à cause de la ressemblance qu'elle a avec la varicelle simple, la syphilide vésiculeuse se montre très-rarement et survient presque toujours comme seconde éruption après la roséole.

Pronostic. — Cette éruption est aussi bénigne que la roséole.

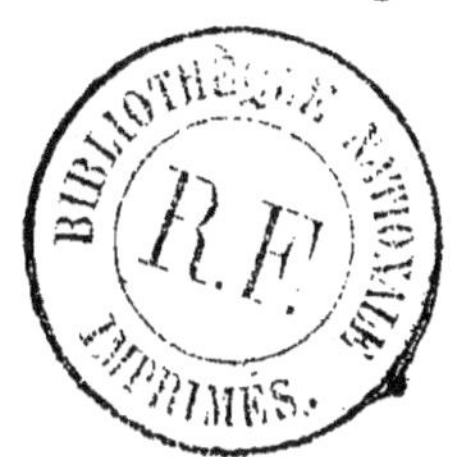

Syphilide pustuleuse.

C'est la syphilide la plus fréquente après l'érythème et la papule. Elle présente trois variétés bien distinctes : 1° l'acné ; 2° l'impetigo ; 3° l'ecthyma.

Acné syphilitique.

Symptômes. — Comme l'acné indurata auquel il ressemble beaucoup, l'acné syphilitique est constitué par des boutons rouges, durs, qui, après quelques jours, sont surmontés d'une pustule plus petite, acuminée et entourée d'une auréole rouge vif. Le liquide de cette pustule se concrète bientôt et forme une croûte à la chute de laquelle on trouve un bouton presque exactement semblable à celui du début : bouton persistant qui laisse après lui une macule rouge-cuivre caractéristique.

Enfin, au bout de six semaines à deux mois et demi, tout disparaît ; sauf quelquefois une petite cicatrice blanche lisse et arrondie. La durée moyenne de l'éruption est plus longue que celle de chaque pustule, car il n'est pas rare de voir plusieurs poussées successives.

Cette éruption peut se montrer sur toutes les parties de la peau : on la rencontre surtout à la partie supérieure et moyenne du dos, plus rarement au visage.

Siége et anatomie pathologique. — L'acné syphilitique est le résultat de la congestion du petit système vasculaire qui entoure la glande et sert à l'élaboration de la matière sébacée.

Diagnostic. — La couleur spécifique des boutons, leur existence sur les membres inférieurs, leur indolence quand on les comprime, la rareté et la forme des cicatrices, tous les signes qui différencient l'acné syphilitique de l'acné induré et et de celui qui est produit par l'iodure de potassium.

Pronostic. — Cette affection assez tenace est la manifestation d'une syphilis commune.

Impétigo syphilitique.

Symptômes. — Cette forme, comme la précédente, apparaît généralement dans la période assignée au psoriasis, c'est-à-dire le sixième ou huitième mois. — Il consiste en des pustules très-petites (psydraciées), rapprochées les unes des autres et formant des groupes assez nombreux. Ces pustules se rompent au bout de quelque temps et leur contenu forme des croûtes épaisses, jaunes un peu foncées, grises ou brunes. A la chute des croûtes, on trouve une macule de couleur spécifique, qui disparaît ou (ce qui est plus rare) laisse à sa place de petites cicatrices blanches, lisses et arrondies.

Les différents groupes de l'impétigo syphilitique sont presque toujours d'âges différents ; c'est pourquoi la durée de l'éruption est très-variable, elle oscille entre deux et six mois.

On rencontre l'impétigo le plus souvent à la figure ; il prend fréquemment sur le front la forme circinée.

Diagnostic. L'impétigo syphilitique peut être confondu avec l'impétigo scrofuleux ; on le reconnaît par la plus grande sécheresse des croûtes, par leur couleur jaune, la moins grande étendue des groupes, la couleur des macules...

Pronostic. Le même que pour la forme précédente.

Ecthyma syphilitique.

Symptômes. Cette affection est caractérisée par des pustules (phlyzaciées) larges de 5 à 15 millimètres, arrondies, quelquefois ombiliquées vers le centre, entourées d'une auréole rouge-inflammatoire. Au bout de quelques jours, il se forme une croûte plus large que la pustule, brunâtre, quelquefois noirâtre, épaisse, rugueuse. L'auréole est devenue alors sombre-rouge. Quand cette croûte tombe, on aperçoit une macule violette ou très-brune ; ou bien une ulcération à bords taillés à pic, peu profonde, grisâtre ou rougeâtre et peu fongueuse. La syphilide ecthymateuse donne toujours lieu à une cicatrice blanche, indélébile.

La durée de chaque éruption est de cinq mois en moyenne ; celle de l'affection varie entre cinq mois et un an, quelquefois plus, suivant le nombre des poussées.

Siége et anatomie pathologique. Congestion ; inflammation suppurative des couches vasculaires du derme.

Diagnostic. On ne pourrait guère confondre l'ecthyma syphilitique qu'avec l'ecthyma cachectique, mais celui-ci ne se rencontre que chez les sujets profondément débilités et qui ne présentent aucun symptôme de syphilis ; la couleur de l'auréole qui n'existe que rarement, n'est pas la couleur rouge-cuivre caractéristique de l'éruption syphilitique.

L'ecthyma de la gale se distingue facilement par son siége, le prurit qui l'accompagne, le peu de fréquence des croûtes, la présence des sillons.

Pronostic. Quand l'ecthyma apparaît au début de la seconde période, cette manifestation indique le plus souvent une syphilis galopante. Quand il ne se montre que plus tard, ce qui arrive le plus souvent, il indique une syphilis forte.

Syphilide tuberculeuse.

Définition. Elle est caractérisée par des boutons durs, pleins, d'un volume qui peut varier entre celui d'une petite lentille et celui d'une cerise, par des tubercules enfin.

Symptômes. La syphilide tuberculeuse est avec l'ecthyma, et même plus que celui-ci, la plus tardive de toutes les syphilides généralisées ; elle n'apparaît guère que dix-huit mois après le chancre. Elle est rare.

Elle débute par de petites saillies arrondies, dures, luisantes, rouge assez vif, indolores. Ces tubercules sont disséminées sur toute la surface de la peau. Leur nombre varie depuis 8 ou 10 jusqu'à plus de cent.

A la période d'état, les tubercules prennent une couleur rouge-cuivre et restent longtemps stationnaires. Quand la guérison arrive, leur surface se recouvre de squames qui s'exfolient, ce qui leur donne un aspect terne et rugueux. Ils laissent à leur place une macule cuivrée ou couleur jambon qui persiste longtemps. Enfin, la décoloration se fait au bout de plusieurs mois et il reste une cicatrice, blanche, superficielle qui indique une résorption interstitielle des premières couches du derme.

La marche de la syphilide tuberculeuse est très-lente; l'évolution complète se fait rarement avant six mois.

Siége et anatomie pathologique. Le tubercule syphilitique a son siége dans les couches profondes du derme où s'effectue la congestion vasculaire.

Diagnostic. On pourrait confondre cette maladie avec la scrofulide tuberculeuse sèche. Mais dans celle-ci, le tubercule est moins dur; il est comme demi-transparent, de couleur jaunâtre ou bien rouge violacé. Il apparaît souvent avant la puberté. Enfin, il laisse une cicatrice profonde et moins lisse que dans la syphilis.

Pronostic. Il est le même que dans l'ecthyma.

Syphilide bulleuse.

Division. La syphilide bulleuse est représentée chez l'adulte par une seule variété, le *rupia*. Chez le nouveau-né, la syphilide bulleuse existe quelquefois; dans la forme de *pemphigus* : nous ne parlerons pas de celui-ci.

Symptômes. Le rupia syphilitique débute par des bulles larges dont le diamètre varie de 5 à 15 ou 20 millimètres, remplies d'un liquide purulent ou sero-sanguinolent. Au bout de très-peu de temps une croûte épaisse, inégale, brunâtre ou noirâtre se forme, entourée d'un anneau bulleux et plus en dehors d'un limbe rouge ou violacé de la peau environnante, le liquide de cet anneau bulleux se concrète à son tour, soulève la croûte primitive, en même temps qu'un anneau bulleux se forme encore pour se concréter lui aussi et soulever la croûte qui finit par ressembler, dit-on, à une écaille d'huître.

Le nombre des bulles varie depuis 5 ou 6 jusqu'à 40 ou 50. La durée de l'éruption est de quatre à huit mois; mais elle peut être de plusieurs années, par suite de plusieurs poussées successives.

Diagnostic. Le rupia peut être confondu avec ses congénères, le rupia cachectique simple et le rupia scrofuleux; ce qui arrive souvent. On ne peut s'éclairer qu'à l'aide des phénomènes objectifs de l'éruption, tels que les croûtes, les ulcérations et les cicatrices dont nous reparlerons plus loin.

Pronostic. Cette affection est la plus grave de toutes les syphilides généralisées, non-seulement sous le point de vue général, car elle ne se développe guère que chez les individus profondément débilités et cachectiques. Heureusement que le rupia généralisé se rencontre rarement. Il peut survenir au début de la période secondaire; mais le plus souvent il n'apparaît que tardivement.

Syphilides circonscrites.

Définition. On donne le nom de syphilides tardives ou circonscrites à des éruptions qui, plus éloignées du début de la maladie, se limitent à une certaine région du corps.

Symptômes. Les syphilides circonscrites peuvent succéder immédiatement aux syphilides généralisées et apparaître deux ou trois ans après le début du chancre dans les syphilis communes; et même, vers la fin de la seconde année, quand la maladie a marché rapidement. Mais, le plus souvent, c'est après plusieurs années, cinq, dix et quelquefois même quinze ans, qu'on les voit survenir.

Elles ne sont précédées d'aucuns phénomènes généraux qui annonçaient l'invasion des premières éruptions généralisées. Quelquefois cependant on voit survenir des douleurs assez fortes et limitées au point qui va être le siége de la maladie.

Divisions. La durée de l'élément primitif est toujours très-courte, on le constate rarement. Une croûte le remplace en quelques heures, quelquefois même c'est une ulcération, la croûte ou l'ulcération étant un phénomène constant, principal, dominant tous les autres et les marquant même, les auteurs réunissent en deux chapitres plusieurs variétés de syphilides à formes élémentaires différentes, mais se rapprochant par un seul caractère commun, la croûte ou ulcération, nous divisons donc la syphilide circonscrite en : 1° syphilide croûteuse; 2° syphilide ulcéreuse.

Marche. La marche est très-lente, mais un traitement bien dirigé peut l'enrayer souvent en peu de temps. Malheureusement il n'en est pas toujours ainsi : ces syphilides peuvent prendre une marche envahissante et ne s'arrêter qu'après avoir produit de grands ravages et détruit même quelquefois jusqu'à des organes entiers.

Phénomènes concomitants. Il n'est pas rare de rencontrer, en même temps que les syphilides circonscrites, des accidents tertiaires, tels que des gourmes, des périostites, quelquefois même des lésions viscérales.

Syphilide croûteuse.

La syphilide croûteuse a pour principal caractère une croûte plus ou moins épaisse, qui diffère un peu suivant qu'elle succède à un tubercule, à une pustule ou à une bulle. On se fera une idée plus complète de cette éruption croûteuse

en relisant le chapitre précédent ainsi que ceux consacrés à
la syphilide tuberculeuse, à l'ecthyma syphilitique et à la syphilide bulleuse, ces trois syphilides en effet se ressemblent à
l'état généralisé et à l'état circonscrit et ne diffèrent sous ces
deux formes que par la plus ou moins grande étendue des
téguments qu'elles occupent, par le peu de durée de l'élément
primitif qui est bientôt recouvert d'une croûte. A l'état circonscrit, croûte plus épaisse et mieux dessinée que dans les
syphilides généralisées : c'est dans la forme tuberculeuse
qu'elle est la moins tranchée.

Syphilide ulcéreuse.

L'ulcération syphilitique succède à la pustule de l'ecthyma,
à la bulle, ou au tubercule. Il se fait alors un travail prompt
de gangrène moléculaire, ce qui enlève à la croûte le temps
de se former. La pustule et la bulle ne durent que quelques
instants ; tandis que le tubercule peut exister déjà depuis
quelques semaines. L'ulcération peut aussi succéder à la
croûte qui avait remplacé la pustule ou la bulle.

Dans tous les cas, l'ulcère syphilitique présente l'aspect
suivant : ses bords sont taillés à pic, non décollés, entourés
d'une auréole rouge-cuivre, le fond inégal est formé de détritus grisâtre type, quelquefois noirâtre quand il a donné du
sang, si le travail de gangrène moléculaire persiste, il peut
s'étendre de deux façons, en surface ou en profondeur et, dans
ce dernier cas, détruire jusqu'aux os et les os eux-mêmes.
C'est la syphilide *serpigineuse* et la syphilide *perforante* des
auteurs.

Quand la réparation doit commencer, il peut se former une
croûte qui ne tombera qu'après la cicatrisation de l'ulcération ;
ou bien, ce qui est plus fréquent, le fond se déterge ; des
bourgeons charnus, quelquefois exubérants, se montrent à
travers le détritus qui finit par disparaître, une cicatrice enfin
se fait, d'abord vasculaire, le plus souvent lisse, plus ou

moins déprimée suivant le travail de l'ulcération : elle finit par blanchir au bout de plusieurs mois.

Pronostic. La forme ulcéreuse est très-grave, plus grave que la forme croûteuse. Il faut surtout tenir compte du siége de la lésion. C'est ainsi qu'un tubercule de l'avant-bras sera peu inquiétant, si on le compare au tubercule du visage qui peut détruire la cloison du nez ou établir une communication de celui-ci avec la bouche.

Diagnostic. C'est avec les ulcères scrofuleux qu'on peut facilement confondre l'éruption qui nous occupe, indépendamment des lumières fournies par les antécédents et les phénomènes concomitants; voici les caractères objectifs différentiels :

La croûte est grise ou blanchâtre, plus molle, plus facile à enlever dans la scrofule; l'anneau qui entoure la croûte est plus rouge-bleuâtre. — Les ulcérations scrofuleuses sont déchiquetées, les bords ne sont pas réguliers ni taillés à pic comme dans la syphilis. — Enfin les cicatrices de la scrofule sont saillantes au lieu d'être déprimées, vasculaires et colorées au lieu d'être blanches, kéloïdiennes au lieu d'être lisses.

TRAITEMENT DES SYPHILIDES

Les syphilides réclament un traitement général et local.

Le *traitement général* est le même que celui de la syphilis que nous avons indiqué plus haut.

Traitement local. La cautérisation par le nitrate d'argent, mais de préférence, le nitrate acide de mercure sera employé contre les ulcérations et les plaques végétantes de la cavité buccale, de l'anus, de la vulve. Ces plaques lavées préalablement avec le liquide suivant :

> Eau distillée. . . . . . . 100 grammes.
> Liqueur de Labaraque. . 20 —

Seront essuyées avec le plus grand soin, onctionnées avec notre pommade la plus faible.

Les végétations, n'ayant aucun rapport avec les syphilides appelées plaques végétantes, doivent être traitées exclusivement par la cautérisation et l'extirpation.

Nous ne connaissons rien de plus efficace contre les accidents du tégument externe que l'emploi des onctions avec la pommade à l'iodure de chlorure mercureux. Ce médicament guérit aussi bien et plus promptement les syphilides que les dartres, son application faite avec méthode et régularité, empêche la récidivité, si fréquente dans les syphilides, qui n'arrive que lorsque la guérison n'a pas été complète. (1)

Hygiène des syphilitiques. Les malades se soumettront à toutes les prescriptions de l'hygiène la plus sévère, l'alimentation sera substantielle, réparatrice, sans être stimulante. Ils éviteront l'usage du tabac qui éternise les plaques de la cavité buccale. Les femmes n'exciteront pas les organes génitaux et les tiendront dans la plus grande propreté.

Traitement thermal. On envoie habituellement à une station thermale les malades aussitôt qu'ils paraissent délivrés des accidents externes. On préfère surtout les eaux sulfureuses qui conviennent aux personnes affaiblies et anémiques; de plus, elles sont, dit-on, une pierre de touche, en rappelant quelques accidents chez ceux qui sont encore sourdement travaillés par le levain de la maladie.

Quant à nous, la meilleure pierre de touche que nous possédions, consiste dans l'emploi de notre médicament à haute dose; s'il est toléré, et s'il ne détermine aucune élimination de produit morbide, c'est que la guérison est définitivement assurée.

Les chancres infectants et les chancres mous que nous avons eu à traiter assez près de leur début, ont guéri sans accidents ultérieurs, tels qu'engorgement ganglionnaire, roséole, plaques muqueuses. Deux ou trois séries d'onctions avec la pom-

(1) Voir au chapitre traitement, les détails de l'application de la pommade.

made à l'iodure de chlorure mercureux et quelques pilules
ont suffi pour amener leur cicatrisation.

L'induration des ganglions, même avec tendance à la suppuration, les plaques muqueuses, les syphilides, principalement les papuleuses, les squameuses, et quelques autres à
forme grave comme les croûteuses et les ulcéreuses, sont ar-
rivées à la guérison après six, huit, dix onctions et plus, sans
l'intervension de l'iodure de potassium, mais avec le con-
cours de nos pilules, d'un régime tonique, fortifiant, et l'usage
du quinquina parfois ferrugineux.

Nous publierons plus tard quelques-unes de ces observations ; nous attendons, pour les compléter, d'avoir réuni les
renseignements que nous demandons aux individus et aux
familles.

A ceux qui douteraient de l'efficacité de notre médication
contre la syphilis, nous n'avons qu'une chose à dire : faire ce
que nous avons fait nous-même, demander à l'expérimentation les lumières de la conviction. — Il y a là une mine fé-
conde à exploiter, surtout pour ceux qui sont à la tête d'un
service important dans les hôpitaux. — L'œuvre est commencée,
sera-t-elle continuée ? nous l'espérons, les syphilographes instruits ne manquent pas, mais quelle que soit leur science,
bien des questions, bien des faits restent encore à élucider
surtout en thérapeutique.

CALVITIE

« Il en est du métier d'observateur comme de tous les autres. On s'y perfectionne par la volonté et l'application. »

Savoir comment les cheveux naissent et poussent et pourquoi ils tombent est la condition essentielle pour trouver le moyen de combattre la calvitie, de la prévenir ou d'y remédier. Une telle étude est essentiellement du domaine de la médecine. Elle seule, par de patientes recherches, constatant, suivant, analysant les phénomènes, pouvait atteindre le but. Il est temps, en effet, qu'elle vienne substituer ses observations aux erreurs des empiriques, et remplacer par des remèdes sérieux et salutaires des produits souvent malsains et toujours impuissants.

Grâce au microscope, le raison physiologique de la naissance, de la crue et de la chute des cheveux n'est plus un mystère. Dès lors s'est trouvé mieux compris l'art de les conserver ou d'en réparer la perte, plus désastreuse qu'on ne le croit, au point de vue général des fonctions.

La chevelure a été considérée chez tous les peuples comme le plus bel ornement. Ceux qui s'en voient dépouillés avant l'âge en éprouvent, pour la plupart, un regret amer, qui va parfois jusqu'à la mélancolie. Jules César cachait sa calvitie précoce sous une couronne de lauriers. Plus tard, pour dissimuler cette défectuosité, s'établit l'usage des perruques. Aujourd'hui, les dames ne se contentent plus de teindre leurs cheveux ou de suppléer artificiellement à leur insuffisance, elles les étouffent sous d'affreuses et ridicules pyramides. Mode, soit. Le médecin sait ce qu'elle vaut. L'élégance qu'on recherche, elle la fait payer cher, les ravages qu'on prétend tenir secrets, elle les prépare et les étend aux dépens de la santé elle-même. Afin de rendre le faux inutile, apprenons à entretenir les dons de la nature.

Quelques observations préliminaires sur l'anatomie, la physiologie et la pathologie des cheveux nous semblent opportunes.

ANATOMIE

On connaît le corps muqueux, dit de Malpighi. C'est dans un bourgeonnement de cet élément cutané que se montrent les premiers germes des cheveux. Ces petites végétations, pleines, pyriformes, s'allongent, se fortifient et pénètrent obliquement dans le derme où, alimentées par un réseau de vaisseaux capillaires qui les entoure, elles se transforment en cheveux complets.

Il serait long d'exposer dans leurs détails toutes les phases de cette évolution. Bornons-nous à dire que les cheveux représentent les parties constitutives de la peau dont ils sont un prolongement. Même source de régénération : les vaisseaux sanguins du derme ; même incitation vitale : les plexus nerveux terminaux ; même sécrétion lubrifiante : l'enduit sébacé ; même matière colorante : le pigment ; enfin, même nombre de couches composantes : derme, corps muqueux et épiderme, qui se trouvent dans les deux parties de l'appareil pilifère (follicule et poil).

On donne le nom de follicule à la couche dermique qui enveloppe l'appareil pileux, lequel serait assez bien figuré par le

DÉVELOPPEMENT ET STRUCTURE DU CHEVEU

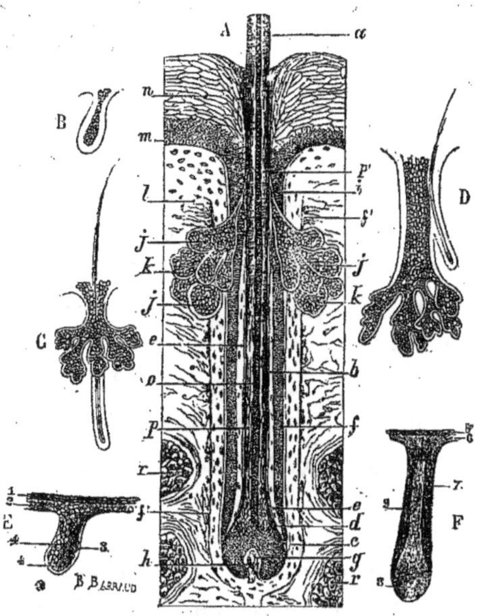

A. Cheveu et follicule de moyen volume grossis 40 fois. *a* tige du cheveu; *b* sa racine; *c* bulbe pileux; *d* épiderme du cheveu; *e* gaîne interne de la racine; *f* gaîne externe; *f′* gaîne dermique ou follicule; *g* papille; *h* vaisseaux de la papille; *i* conduits excréteurs des glandes sébacées; *kkk* utricules de ces glandes; *j* matière ou fluide sébacée; *l* derme; *m* couche muqueuse; *n* couche cornée de l'épiderme; *o* moelle du cheveu contenant de l'air; *p* couche corticale; *p′* fibres transversales et longitudinales; *r* tissu graisseux.

B. Glande sébacée simple sans poil.

C. Glande composée qui a une embouchure commune avec le poil.

D. Glande très-volumineuse avec de petits follicules pileux qui s'ouvrent dans sa cavité.

E. Germe du cheveu. 1 couche cornée de l'épiderme; 2 couche muqueuse; 3 couche amorphe qui tapisse extérieurement la gaîne; 4 cellules rondes et allongées qui forment la masse du germe.

F. Germe pileux; les cellules y forment un cône distinct: on n'y voit pas encore le poil, mais la papille y est déjà dessinée; 5 couche cornée de l'épiderme; 6 couche muqueuse; 7 gaîne externe du follicule pileux; 9 membrane amorphe de la face externe de cette gaîne; 8 papille du poil.

fond d'une bouteille à cône plein. A centre du godet follicu-
laire s'élève une éminence arrondie formée par le relief du
derme modifié. C'est la papille d'où émerge le cheveu, libre
au dehors par sa tige, caché au dedans par sa racine. Sa forme
est généralement cylindrique, dans sa partie adhérente et,
avant son issue, il subit un renflement considérable désigné
sous le nom de bulbe ou tête du poil. Il recouvre entièrement
la papille, dans laquelle il laisse, si on l'arrache, une excava-
tion qui en indique la forme et les dimensions.

Le bulbe est le siége actif d'une génération de cellules qui,
destinées à la production et à l'entretien du cheveu et jusqu'à
ce qu'il ait atteint sa longueur naturelle, vont s'allongeant et
s'appropriant sans relâche à ses trois substances composantes : épidermique, corticale et médullaire. La première
est translucide, extrêmement fine et adhérente. A ses points
extrêmes, la substance corticale offre les deux aspects très-
tranchés de fibres et de cellules. Dans le trajet intermédiaire,
la dégradation s'opère par nuances si insensibles qu'on ne
sait où finit, où commence l'une et l'autre formation. Ce qui
est positif, c'est qu'en examinant le poil de haut en bas, on
voit, à mesure qu'on approche du bulbe, les fibres disparaître
et leur succéder des cellules molles arrondies qui se confondent avec celles du corps muqueux du follicule.

Autre particularité. Les fibres-cellules s'unissent par leurs
extrémités plutôt que par leur face latérale. Elles deviennent
ainsi fusiformes, ce qui explique la tendance qu'ont les poils
à se diviser dans le sens de leur longueur et à produire ce
qu'on appelle le cheveu *fourchu*.

Ces fibres, d'ailleurs, ne sont pas les seules. Tout autour et
comme pour les relier en un faisceau solide, on en observe de
demi-circulaires ou disposées en spirales.

En voyant dans le poil, doué d'un épiderme, d'une couche
muqueuse et d'une couche dermique, apparaître supplémen-
tairement une substance corticale de nature fibreuse, on se
demande si cette substance n'est pas un démenti formel à

cette unité de formation que nous avons reconnue dans toutes les parties du tégument.

Certes, mais cette légère infraction à l'ordre habituel ne saurait étonner si l'on admet avec Hippocrate que tout concourt, tout conspire. S'il y a ici quelque chose de plus : la couche corticale, quelque chose de moins : la tige dermique, c'est que, sans cela, les cheveux privés de souplesse et de fermeté n'auraient jamais rempli leur véritable destination, qui est de protéger et d'embellir le visage. En effet, un cheveu armé d'un cylindre plein et solide ressemblerait à un poil de porc-épic; un cheveu réduit à sa seule couche muqueuse, privé de fibres, s'affaisserait comme une masse inerte.

Les cellules de la substance médullaire sont disposées en grain de chapelet, allant du renflement du poil jusqu'à son sommet. Elles ne contiennent ni graisse, ni pigment, comme on le croyait autrefois, mais de *petites bulles* d'air auxquelles la substance médullaire doit une coloration noire par laquelle elle se distingue nettement de la substance corticale qui est blanche.

C'est dans cette dernière substance que se trouve le *pigment* ou *matière colorante.*

Là encore existe une analogie parfaite entre la peau et les cheveux. Longtemps l'indécision a régné sur l'origine du pigment tégumentaire; Blumenbach croyait que le liquide de la transpiration laissait précipiter le carbone chez les nègres et que chez les blancs il se convertissait en acide carbonique. Breschet et Roussel de Vauzême ont placé ce principe de coloration dans un appareil glanduleux appelé *chromatogène* (qui produit la couleur). M. Flourens a décrit, dans le second feuillet de l'épiderme, une membrane particulière pour la sécrétion du pigment, à laquelle il donne le nom de *membrane pigmentaire.*

De nos jours, l'opinion la plus commune est que le pigment a pour siége le corps muqueux, que loin d'être sécrété par des cellules spéciales il est, comme le corps muqueux, un produit exhalé des vaisseaux sanguins. Cette matière se répand dans les cellules ordinaires de la couche muqueuse et se dépose autour de leur noyau en granulations brunes, très-fines et homogènes. Par son plus ou moins d'abondance elle communique à la peau ces nuances de coloration qui distinguent aussi bien les races que les individus, et, dans un même individu, telle région de telle autre.

Pour les cheveux originellement blancs, les choses ne se produisent pas autrement : les cellules du bulbe reçoivent le pigment exhalé des vaisseaux sanguins de la papille et du follicule. C'est ce pigment qui, diversement mélangé dans les cellules corticales, occasionne les teintes variées qui se graduent du jaune clair au noir, en passant par le rouge et le brun.

Chaque cheveu est accompagné latéralement par deux petites glandes qu'on appelle *glandes sébacées*. Ces glandes, formées par trois ou quatre utricules (petites vessies) unies par une ramification tubuleuse et disposées en grappes, versent dans le follicule une matière demi-fluide, jaune ou blanc jaunâtre, destinée à lubrifier le cheveu et à adoucir la peau. C'est la pommade que la nature emploie pour donner à la chevelure tout son éclat. Pèche-t-elle par défaut, est-elle en excès, les cheveux deviennent ternes et secs, ou gras et huileux.

COMPOSITION CHIMIQUE

Ce point laisse encore des incertitudes. Vauquelin a trouvé dans les cheveux de l'oxyde de fer (plus dans les foncés), des traces d'oxyde de manganèse, contestées aujourd'hui, des sulfates, des phosphates et du carbonate de chaux, une certaine quantité de graisse. Plus tard, dans les cheveux blancs, on a découvert du phosphate de magnésie et du sulfure d'alumine. Le soufre, plus abondant dans les poils et les ongles que dans l'épiderme, explique pourquoi les sels de plomb, de mercure, de bismuth colorent les cheveux et non l'épiderme. Les alcalis et les acides concentrés dissolvent les poils, le chlore les décolore, l'azotate d'argent les noircit, et lorsqu'on les brûle à la flamme d'une bougie ils exhalent une odeur de corne.

Les cheveux résistent essentiellement à la décomposition, on les retrouve intacts chez les momies.

PHYSIOLOGIE

Les cheveux prennent naissance dans le fond du follicule. Autour du follicule serpente un lacis de petits vaisseaux des parois desquels transsude un blastème ou fluide producteur qui contient des cellules nouvelles. Celles-ci se développent et se joignent par migration continue aux cellules déjà existantes. Pendant ce temps, les couches un peu supérieures se transforment, celles de l'axe en cellules médullaires, les plus extérieures en cellules épidermiques, et les autres en lamelles fibreuses ou corticales. Le cheveu s'allongeant ainsi de plus en plus traverse la peau pour s'accroître au dehors. On s'explique aussi comment, par ce mécanisme, le renflement du bulbe s'amincissant graduellement, la racine du cheveu s'amoindrit dans une égale proportion, jusqu'à ce qu'elle soit réduite à l'épaisseur de la tige. Aucune modification ne s'effectuant plus au-dessus du bulbe, la pointe du cheveu ne se reproduit plus après avoir été coupée.

Les cheveux dans leur entier développement, bien que privés de vaisseaux, ne sont point sans vitalité; on admet qu'ils sont traversés par des fluides destinés à les nourrir et à les conserver. Ces fluides proviennent des vaisseaux de la papille et des follicules, s'élèvent du bulbe dans la couche corticale et pénètrent dans toutes les parties du cheveu. Après avoir servi à la nutrition, ils s'évaporent et sont remplacés par d'autres sucs.

Peut-être les cheveux absorbent-ils des liquides du dehors, à l'état de vapeur, comme le cheveu hygrométrique.

Quant à l'enduit sébacé, l'épiderme qui entoure les cheveux oppose à son introduction un obstacle impénétrable.

Les cheveux ont, suivant les sexes, un maximum de longueur qu'ils ne dépassent guère. Chez la femme, de 50 à 80 centimètres, ils en atteignent quelquefois de 100 à 120, rarement plus. Le docteur Cazenave cite le fait d'une demoiselle qui avait les cheveux de 1 m. 60 cent. de long. On voit parfois des chevelures féminines tomber jusqu'à terre. On augmenterait certainement la longueur des cheveux si on avait soin dans la jeunesse de cultiver convenablement cet ornement naturel. Ils repoussent quand on les coupe et se comportent comme les autres productions cornées.

On peut se raser, couper ses cheveux, tailler ses ongles, s'enlever l'épiderme sans éprouver la moindre douleur, parce que ces divers organes, dépourvus de sensibilité, forment ce que volontiers on appellerait le système végétatif de l'organisme animal; en effet, ils sont complétement privés de nerfs et de vaisseaux.

Après la coupe des cheveux, leur accroissement recommence, puisant dans les vaisseaux du follicule les sucs nutritifs indispensables. Une partie du liquide qui contribuait à l'entretien de leur vitalité sert à cette croissance, dont le travail se répète autant de fois que l'on fait une nouvelle ablation et se continuerait jusqu'à ce qu'on eût atteint la limite type.

En réalité, le cheveu jouit d'une vie propre. S'il est soumis, sous certains rapports, aux conditions générales de l'organisme, il relève plus immédiatement de la peau, dont les follicules l'alimentent. Son état indique leur degré d'activité. Est-il souple et luisant, la peau est turgescente et moite. Est-il grêle, sec, rabougri ou tortillé, la peau est flasque et sans ton.

Ordinairement, c'est d'un vice de nutrition que dépend la calvitie. Chez les vieillards, l'oblitération des vaisseaux en est la cause. Toutefois, dans la mue, les cheveux seraient détachés de leur matrice par une prolifération ou multiplication abondante des cellules.

Dans la canitie, c'est la partie corticale qui se décolore, faute également de principes suffisamment réparateurs. L'altération débute par la pointe, par le milieu, ou même se manifeste d'emblée et rapidement dans toute l'étendue du poil. On a vu, sous l'empire d'une forte émotion morale, les cheveux devenir blancs dans une seule nuit, preuve de leur vitalité. Seulement, la vraie raison de cette transformation échappe.

PATHOLOGIE.

On entend par chauve un homme dont les cheveux tombés ne repoussent plus. L'affection s'appelle *calvitie*. Tous les cas ne sont pas à ce point dégénérés. A l'origine, chez les jeunes gens, le blastème étant insuffisant, le bulbe s'atrophie en même temps que le cheveu se montre court, faible, laineux et menace de disparaître ; ce qui a lieu à mesure que le mal s'invétère ou que les années s'accumulent. Stérile alors, le cuir chevelu paraît lisse et comme vernissé : la perte est irréparable.

Il y a donc des distinctions. Malgré l'absence des cheveux, les follicules ne s'effacent pas complétement. Ils se ratatinent et empêchent l'ascension des cellules extérieures qui, engorgeant leur base, sont remplacées par des cellules cornées. En outre, le petit canal par lequel les follicules s'ouvrent au dehors devenant le conduit excréteur de la matière sébacée, celle-ci s'amasse, et, se mélangeant de cellules cornées, l'encombre et le dilate. Cette lésion se reconnaît à un léger froncement pointillé. La cure offre encore des chances.

CAUSES DE LA CALVITIE.

L'hérédité est chose commune. On voit des familles entières

qui, entachées de cette défectuosité du système pileux, se dé-
nudent dès la jeunesse, sans qu'on soit en droit d'en accuser
ni la santé, ni le tempérament, ni la constitution. La seule
remarque qu'on ait faite, c'est que les chauves de cette caté-
gorie éprouvent un sentiment de chaleur à la tête, et que,
même après l'infirmité confirmée, leur cuir chevelu se recouvre aisément de sueur. Chaque jour on en rencontre dans
les rues ayant leur chapeau à la main, afin d'éviter l'augmentation de la chaleur habituelle.

La calvitie sans maladie appréciable est rarement complète.
Chez l'homme, elle se produit principalement en avant et en
haut de la tête ; le front et les tempes se dégarnissent. Il s'é-
tablit vers la région médiane du vertex une tonsure qui va
s'élargissant de plus en plus. En arrière et sur les côtés, subsiste ordinairement une couronne de cheveux plus ou moins
étendue et plus ou moins épaisse.

Chez les femmes, les parties latérales se dégarnissent les
premières. Il est très-rare que la calvitie parvienne au même
degré que chez l'homme.

La perte des cheveux, qui survient souvent à la suite des
maladies graves, chroniques ou aiguës, est un symptôme d'affaiblissement ou d'anémie. — Les défauts de soins et de propreté ainsi que les sécrétions exagérées de la sueur et de
l'humeur sébacée sur le cuir chevelu sont encore des causes
de calvitie.

Parmi les maladies chroniques, celles qui occupent le premier rang comme causes productrices, sont : la phthisie pulmonaire, la syphilis à la seconde période, la scrofule, la
chlorose, la goutte ; celle-ci, en particulier, joue un plus
grand rôle qu'on ne pense. Pour les maladies aiguës, citons :
les fièvres typhoïdes, les affections éruptives, notamment la
scarlatine. A la suite des couches, la chute des cheveux est
fréquente, et, bien que l'affaiblissement qui l'occasionne
passe, il arrive que, l'atonie du cuir chevelu persistant, les
cheveux ne repoussent pas aussi épais qu'auparavant.

La calvitie symptomatique diffère de la calvitie idiopa-
thique ou disposition spéciale en ce que, comme cette dernière, elle n'a pas de lieu d'élection ; elle se produit dissémi-
née sur tous les points, selon le siége, l'étendue et l'activité
de la lésion locale. Tous les cheveux ne tombent pas des surfaces atteintes, mais ils sont altérés, secs, grêles, ternes ; la
moindre traction les arrache, le peigne en enlève des quantités
et ils finissent par devenir très-clair-semés.

Une cause active de chute, c'est l'érysipèle. Puis viennent
le psoriasis, le pithyriasis, l'eczéma, l'impétigo, l'acné sébacée
concrète, formant une crasse molle, jaune ou grisâtre.

Dans les maladies parasitaires, la calvitie ordinairement
circonscrite et bornée aux endroits occupés par les parasites
ne se généralise que lorsque la couche parasitaire, circonstance
exceptionnelle, s'étend à la totalité du cuir chevelu.

Les circonstances qui rendent la calvitie définitive et complète, sont : l'atrophie du bulbe, la dilatation des vaisseaux
du follicule par suite du progrès de l'âge, l'inflammation si
intense et si profonde du follicule qu'elle occasionne la destruction du bulbe, enfin l'inflammation superficielle du conduit pilifère, autour duquel se forme une ulcération, dont la
cicatrisation en oblitère complétement l'ouverture.

Dans ces cas bien déterminés, la calvitie est irrémédiable.
Elle offre, au contraire, un juste espoir de guérir ou de se
restreindre lorsqu'elle tient à des causes accidentelles ou à
des altérations plus ou moins profondes que l'art est à portée
de combattre. Par un traitement efficace, la chevelure peut
reconquérir son épaisseur et son éclat.

Toujours affligeante, la calvitie ne constitue pour beaucoup
de gens qu'un simple désagrément de parure. Parfois, cependant, elle expose à des inconvénients diversement graves,
notamment aux refroidissements qui engendrent le coriza,
les douleurs rhumatismales et névralgiques. Hippocrate allait
plus loin. Il prétendait, avis partagé par des anthropologistes,
que le volume du cerveau diminuait chez les chauves. Le

desséchement du cuir chevelu aurait pour conséquence celui du crâne et de l'encéphale, les racines des nerfs comprises, d'où l'affaiblissement de la vue, de l'ouïe et des mouvements volontaires, comme cela arrive dans l'extrême vieillesse.

Outre le charme et l'utile, *utile dulci*, les cheveux ont d'autres affinités fonctionnelles peu soupçonnées. Par exemple, il n'est pas sain de les tailler pendant la convalescence des maladies graves. Leur régénération, exigeant un surcroît d'énergie vitale, ne s'effectue qu'aux dépens des forces nécessaires au convalescent.

Non-seulement les cheveux protègent le crâne, mais ils sont encore des appareils de sécrétion. Séparant du sang une foule de matériaux, matières grasses azotées, phosphate, carbonate de chaux, silice, soufre, fer que le cheveu rejette au dehors, la sécrétion opérée par le système pileux est purement excrémentitielle. Il y a là peut-être des indications thérapeutiques nouvelles, mais, à coup sûr, les soins hygiéniques sont une obligation capitale.

Les cheveux ont été comparés aux plantes. Dans une thèse spirituellement soutenue, le docteur Bourru s'était posé la question. Oui, observait Alibert, ce sont des plantes, mais qui germent dans le système sensible. La comparaison, en effet, n'est juste qu'en certains points. Si les plantes ont besoin d'un engrais approprié, les cheveux trouvent, dans la vitalité même du cuir chevelu, les éléments de leur développement. Ce serait une erreur de croire que *des eaux composées avec des sucs de fleurs pénètrent dans le bulbe comme une rosée bienfaisante, le fertilisent, s'insinuent dans le tube capillaire et ramènent ainsi la chevelure à sa couleur primitive, sans procédés de teinture.*

Les pommades les mieux imaginées en vue de se rapprocher, par leur combinaison, de la substance et de la coloration capillaire, n'auraient pas plus de vertu. Rien, par absorption, n'arriverait, et, par suite, ne s'assimilerait aux cheveux. Des expériences l'ont prouvé, c'est du blastème exhalé dans le

follicule que sortent les cellules dont se forment le bulbe et
le pigment.

Une eau quelconque, un de ces engrais prétendus ont-ils
un bon résultat, cela tient à une modification de la peau ;
mais molles ou liquides, la plupart de ces préparations, dont
la composition ne se base sur aucune donnée scientifique,
sont plus souvent nuisibles que favorables à la chevelure. Le
seul moyen logique de la conserver consiste à rendre sa toni-
cité au système vasculaire du derme. En somme, ce qu'il y a
de commun entre les cheveux et les plantes, c'est le besoin
d'air et de lumière.

Ces notions, jusqu'à présent, ne se sont guère imposées aux
médecins qui prescrivent un peu au hasard. Ils emploient ou
des stimulants ou des relâchants, suivant qu'ils supposent un
état d'atonie ou d'excitation.

Les topiques émollients, les lotions acidules ou adoucis-
santes sont préférées dans le dernier cas. Croit-on au défaut
de vitalité du cuir chevelu, le choix se porte soit sur les toniques aromatiques, spiritueux ou astringents, soit sur des
pommades ou composés huileux : pommade au tannin, au
goudron, à l'acide gallique, aux cantharides, à l'huile de
cade, à l'huile de ricin liquide ou en pommade, à l'huile de
croton tiglium ou mélange de cette huile avec l'huile d'a-
mandes douces, etc., etc.

Ce dont on tient surtout compte, c'est de la constitution
générale, des affaiblissements, des vices, des diathèses. Scrofule, anémie, syphilis, goutte, herpétisme, scorbut, sont com-
battus par les ferrugineux, l'iode, l'arsenic, le soufre, les
mercuriaux, les alcalins, les acides minéraux et végétaux, les
amers.

Il est bien, certes, de viser à une reconstruction de l'organisme dont le cuir chevelu bénéficie lui-même. Rappelons,
néanmoins, sans méconnaître l'heureuse influence d'une santé
parfaite, que la vitalité des cheveux dépend plus spécialement
des vaisseaux du follicule. Aussi n'est-il pas rare de voir la

chevelure conserver tout son lustre chez des personnes valétudinaires, épaissir et recouvrer son éclat chez des individus encore soumis à des états morbides : énergie de la fonction locale.

En général, les dermatoses chroniques du cuir chevelu laissent, sur les points qu'elles ont occupés, des traces fâcheuses, quelquefois indélébiles. Il en est cependant, telles que l'eczéma, l'impétigo, le psoriasis, le pithyriasis, etc., dont les conséquences ne sont pas si graves, et après la guérison desquelles notamment, les cheveux repoussent, moins abondants peut-être, à cause de l'atonie persistante du follicule.

Couper de près et souvent les cheveux, même les raser, est un précepte vulgaire. Cette pratique a des avantages dont nous avons indiqué les causes. Mais, par cela même aussi, elle a ses règles et ses limites. Quand la peau est très-sèche, comme dans le pithyriasis, le rasoir, en irritant, augmenterait la démangeaison ; il faut, selon l'expression consacrée, se contenter alors de rafraîchir de temps en temps les cheveux. Le rasement convient aux têtes humides, à celles, par exemple, atteintes d'acné sébacée fluente.

Il nous reste à parler de l'épilation, moyen réputé aujourd'hui souverain contre la calvitie et d'autres maladies du système pileux. Le cheveu s'arrache avec une petite pince. On ne saurait nier que, dans la majorité des cas, il ne se produise plus vite, plus fort et plus long, par un effet évident de la traction répétée sur la papille, dont cette excitation active la régénération du bulbe. L'épilation, malheureusement, n'est pas toujours applicable. Difficile pour les cheveux en duvet, elle devient impossible sur des surfaces où ne se montrent ni cheveux ni duvet. La pratique, sorte d'art, exige une main exercée, et, d'ailleurs, tout le monde n'a pas le temps de livrer sa tête à une succession d'opérations longues, minutieuses et souvent douloureuses.

LE REMÈDE

Insuffisants sont les moyens employés par les médecins, impuissants les cosmétiques tant vantés par les industriels, pour la conservation et la régénération de la chevelure. Nou s venons de le constater et d'en dire le pourquoi. Est-il possible d'arriver à un résultat plus satisfaisant? La science, en nous dévoilant le faible des méthodes usitées, nous a mis du même coup dans la voie des véritables indications. Puisque les qualités de la chevelure tiennent à l'activité des vaisseaux folliculaires et à la formation d'un blastème normal, il importe d'entretenir, de seconder au besoin cette double fonction. Or, c'est cette donnée théorique qui nous a guidé dans la composition de la pommade que nous employons, et dont l'expérience, dans nos mains, n'a cessé depuis longtemps de confirmer la merveilleuse efficacité.

La corrélation des éléments cutanés explique ces modifications. Dès que la maladie vient à se produire dans l'un d'eux, on comprend que la réaction s'opérant sur les follicules pileux, il s'ensuive un trouble fonctionnel et, partant, l'altération des cheveux. Les affections du cuir chevelu sont plus ou moins apparentes, les moins visibles se prononcent sous l'influence de la pommade dont l'action énergique, attirant au dehors les matières morbides, révèle la nature des symptômes. Pour les maladies du cuir chevelu comme pour les affections cutanées en général, un seul médicament est ainsi rationnellement indiqué; on peut donc, en ce cas, pour les soins de la tête et la régénération des cheveux, faire usage de la même pommade. Les effets sont identiques : élimination des produits morbides, modification profonde du follicule pileux.

Sous son influence, la circulation locale s'accélère, les sécrétions morbides s'éliminent, les follicules se dégorgent, les cellules abondent. Bientôt, indice de ce mouvement, on voit le cuir chevelu se recouvrir d'un duvet dont les filaments soyeux, s'allongeant, se fortifiant et prenant de la couleur, se transforment insensiblement en cheveux complets. Bien plus, la tête se nettoyant, toute démangeaison cesse, toute trace de pellicule disparaît ; à la force croissante du cheveu s'ajoute le luisant et la souplesse et, par suite, pour la personne, un air de propreté et de santé tout spécial.

Chose digne de remarque ! A mesure que des changements s'opèrent, très-souvent, chez les valétudinaires et les convalescents, la santé s'améliore sans le secours d'aucun remède interne. Il suffit, pour modifier l'état général, de l'usage prolongé de la pommade, dont l'aspect et l'odeur, pour le dire incidemment, n'ont rien que d'agréable.

MODE D'EMPLOI.

La pommade s'applique sur le cuir chevelu, principalement dans les endroits les plus dénudés. On fait, le matin de préférence, une onction légère que l'on renouvelle pendant trois jours consécutifs. Après un intervalle de huit jours, on recommence l'application de la même manière. — Ne jamais se servir de peigne fin. Une brosse suffit pour nettoyer la tête, sans lavage.

On fait les onctions soit avec le doigt ou mieux avec un *spaltère*, pinceau plat, assez résistant.

Pour plus de régularité, on trace au préalable des raies dans tous les sens. Nous recommandons aux dames de tenir leurs cheveux flottants et exposés à l'air autant que leurs occupations le leur permettront.

Chaleur, cuisson, rougeur, tels sont, à des degrés divers, selon les doses de la pommade, les premiers symptômes que présente le cuir chevelu. Ces symptômes, dont la durée n'est que de deux ou trois heures au plus, n'ont *aucun inconvénient* pour l'ouïe, ni pour la vue, ni pour la santé générale. Les pellicules se détachent, les matières grasses s'épaississent, se dessèchent pour tomber promptement. Les cheveux eux-mêmes tombent en plus grande abondance, *il ne faut pas s'en préoccuper*, ce sont des cheveux malades, qui seront bientôt remplacés par de plus persistants et plus abondants.

Au lieu de répercuter à l'intérieur les principes nuisibles à la nutrition des cheveux, la pommade a la propriété de les appeler à l'extérieur.

Ayant égard à la sensibilité individuelle, nous avons composé deux degrés de pommade.

On commence toujours par le numéro 1.

Si, après deux ou trois séries (chaque série comprend les trois jours consécutifs d'onctions), on n'obtient pas ou qu'imparfaitement l'effet attendu, on passe au numéro 2, que l'on mélange d'abord par quart, puis par tiers ou par moitié avec le numéro 1.

On arrive facilement au point voulu et graduellement à l'emploi du numéro 2 seul.

Nous avons indiqué, comme signe de la reproduction possible des cheveux, le duvet et un certain pointillé. En ce qui concerne le premier, nous devons ajouter que, pour aider à l'action du moyen régénérateur, il est bon de le tondre plusieurs fois. Quand au pointillé, l'emploi de la pommade, en désobstruant l'orifice des follicules, non-seulement le fait disparaître, mais, le bulbe ravivé, on voit repousser les cheveux, qu'on croyait à jamais détruits.

A défaut d'une guérison sur laquelle ils ne sauraient plus compter, certains chauves peuvent néanmoins obtenir un soulagement de notre pommade. Ce sont ceux que nous avons dit être incommodés par des démangeaisons et par la chaleur. En décongestionnant le cuir chevelu, les onctions leur enlèvent les sensations désagréables.

La pommade a un effet particulièrement rapide dans les calvities dont sont affligés beaucoup de jeunes hommes et de jeunes femmes soumis par état aux émanations de l'éclairage au gaz.

Enfin, elle retarde la *canitie* ou blancheur des cheveux et arrête leur chute.

Les sourcils, eux aussi, débiles, languissants, clair-semés, peuvent renaître et épaissir; il en est de même des poils de la barbe. Le traitement ne diffère point du précédent.

La tête bien nettoyée et les cheveux repoussés, on éloigne les séries de quinze jours en quinze jours, puis de mois en mois.

Le succès s'obtient par la persévérance.

Dans l'espoir de hâter ce succès, quelques personnes croient pouvoir augmenter le nombre des onctions ou rapprocher les séries; c'est une grave erreur : il faut suivre *exactement* ce qui est prescrit plus haut, c'est-à-dire mettre au moins huit jours complets entre chaque série.

AFFECTIONS CHRONIQUES DE L'UTÉRUS

Conduit par la diversité de nos expériences à faire l'application de la pommade à l'iodure de chlorure mercureux, dans le traitement des engorgements chroniques de l'utérus, nos tentatives ont été couronnées de succès. Plusieurs médecins des hôpitaux de Paris, parmi lesquels MM. PIÉDAGNEL, médecin de l'Hôtel-Dieu, FOLLIN, professeur agrégé à la Faculté de médecine, chirurgien des hôpitaux, Charles BERNARD, médecin des hôpitaux, Ad. RICHARD, chirurgien des hôpitaux, DEMARQUAY, chirurgien de la maison municipale de santé, etc., ont appliqué la même pommade sur le col de l'utérus engorgé, hypertrophié, qu'un long traitement par les moyens ordinaires n'avait pu ramener à son état normal. Les résultats ont jusqu'à ce jour complétement répondu aux désirs des praticiens; une sorte de poussée a eu lieu sur le col de l'utérus comme sur les surfaces malades de la peau, et, à la suite de cette poussée, une diminution de volume et un soulagement dans les douleurs, les pesanteurs éprouvées par les malades, ainsi qu'une amélioration dans la marche, qui était auparavant très-pénible. Tout fait donc espérer que les praticiens qui traiteront, par des applications locales de notre pommade sur le col, ces sortes d'hypertrophies ou d'engorgements si rebelles, obtiendront des succès inconnus lorsqu'on suit les méthodes ordinaires de traitement.

Voici d'ailleurs, d'après une note communiquée par nous à l'Académie des sciences, le 22 décembre 1856, quelques détails sur les effets de la pommade :

« 1° S'il n'y a pas d'ulcération, le plus souvent les femmes n'éprouvent aucune sensation particulière ; quelquefois elles ressentent, à partir de la troisième heure, une légère chaleur dans la région hypogastrique.

« 2° S'il y a ulcération, la sensation de chaleur se manifeste très-habituellement suivie de douleurs qui peuvent acquérir une certaine acuité.

« Dès qu'on a enlevé le pansement, la sensation ou même les douleurs se dissipent promptement ; dans quelques cas exceptionnels, un bain est nécessaire pour faire disparaître toute sensation désagréable.

« Le col de l'utérus examiné après le pansement paraît plus volumineux qu'avant.

« S'il n'était pas ulcéré, il s'est formé sur toute la surface de la muqueuse atteinte par la pommade une exsudation d'un blanc grisâtre, mince, pouvant acquérir une épaisseur de 1 millimètre, d'une consistance un peu moindre que l'albumine cuite.

« Lorsque le col est ulcéré, la même exsudation se forme, mais elle ne reste pas adhérente à la muqueuse et s'enlève avec le pansement ; dans ce cas, elle renferme quelques débris d'épithélium déformé.

« Outre cette exsudation, la charpie qui a servi au pansement est toujours imbibée d'un liquide séreux, quelquefois assez abondant pour s'écouler au dehors et former des taches grisâtres sur le linge des malades. Si le col est ulcéré, cette sérosité prend une teinte roussâtre, rarement sanguinolente.

« Pendant les jours qui suivent le pansement, le coagulum exsudé se détache peu à peu ; le volume du col diminue et devient moindre qu'il n'était avant l'application du topique ; s'il y avait induration (ce qui a lieu presque constamment), cette induration est beaucoup moindre dès le lendemain du pansement.

« Au bout de huit, dix ou douze jours, l'amélioration ne faisant pas de progrès, on renouvelle le pansement, qui donne lieu aux mêmes phénomènes moins prononcés ; et après deux, trois, quatre ou cinq applications, faites aux mêmes intervalles, le col est habituellement ramené à son volume normal ; les ulcérations se cicatrisent.

« Les malades qui, dès la première application, se sentent *moins lourdes*, sont débarrassées de toute sensation pénible, surtout celles qui n'avaient pas d'ulcération. Celles-ci ne se remettent qu'après un temps plus long. Les autres peuvent habituellement marcher avec facilité après la seconde application, même quand la marche leur était impossible auparavant. »

Traitement. Lorsqu'on veut traiter un engorgement, voici comment on doit procéder à l'application de la pommade, laquelle doit toujours être la pommade affaiblie à un vingtième, exclusivement préparée pour combattre ce genre d'affection. Lorsque l'engorgement est simple, l'application doit durer cinq heures, et trois heures seulement s'il est compliqué d'ulcération.

1° On prépare un plumasseau de charpie d'une épaisseur convenable et d'une dimension un peu plus grande que le volume du col. Son centre seul est enduit d'une couche légère de pommade, afin que les bords restés secs défendent la muqueuse vaginale du contact du médicament qui y pourrait occasionner de l'inflammation.

2° On découvre le col le plus complétement possible, au moyen d'un spéculum trivalve à développement brisé, plus large à son extrémité utérine.

3° On nettoie avec soin le col des mucosités plus ou moins gluantes qui le recouvrent, avec de la charpie sèche ou humide. Si l'adhérence des mucosités est telle qu'on ne puisse les détacher facilement, mieux vaut, quelques heures avant le pansement, et même la veille, appliquer sur le col un tampon de ouate imbibée de glycérine, qui a la propriété de les dissoudre complétement.

4° Le plumasseau est porté sur le col, soit avec une longue pince à pansement, soit, et, mieux encore, avec un long tube en bois ayant intérieurement un calibre du diamètre du col, et dans lequel glisse un mandrin qui applique d'une manière intime le plumasseau sur le col lui-même.

5° Le plumasseau une fois placé, on remplit le vagin de boulettes de ouate et on retire le spéculum.

Pour enlever le pansement, on introduit progressivement dans le vagin un spéculum bivalve, puis on saisit les boulettes de ouate successivement, ainsi que le plumasseau, qui se détache avec facilité. On termine en pratiquant une injection pour laver les parties. (*Comptes rendus de l'Académie des sciences* et *Moniteur des hôpitaux*, décembre 1856.)

En confirmation de ces faits, nous sommes heureux de reproduire ici le travail que M. Ch. Bernard, médecin des hôpitaux, suppléant du professeur Andral, à la Charité, a publié le 21 novembre 1857, dans le *Moniteur des Hôpitaux*.

NOTE SUR LE TRAITEMENT DU COL DE L'UTÉRUS PAR L'EMPLOI DE LA POMMADE A L'IODURE DE CHLORURE MERCUREUX

« Dans le cours de mes études sur les maladies de l'utérus j'ai eu l'occasion d'employer, entre autres moyens, pour combattre les engorgements du col, la pommade à l'iodure de chlorure mercureux. J'en avais retiré des effets qui déjà m'avaient semblé avantageux dans un ou deux cas, quand M. le docteur Rochard me proposa de reprendre ensemble les expériences que j'avais faites seul. La proposition ayant été acceptée, les malades furent examinées et suivies avec soin, et les applications de la pommade pratiquées par M. Rochard lui-même.

« C'est le résumé de ces expériences, qui ne portent encore il est vrai, que sur un petit nombre de faits, mais qui viennent confirmer les premiers résultats annoncés par notre habile confrère, que je publie aujourd'hui dans cette note.

« Pour ne pas lui donner trop de développement, je serai sobre de considérations générales ; en agir autrement ce serait s'exposer à retomber dans des répétitions inutiles et à reproduire en partie les notes présentées aux académies par M. Rochard. Je me bornerai donc à l'exposition des observations que notre digne élève, M. Lejug, a faites sous notre direction avec son soin et sa conscience ordinaires.

« Plusieurs publications nous ont déjà fait connaître un excitant nouveau, que M. Rochard, par suite d'une doctrine que nous n'avons pas à discuter ici, désigne sous le nom de *Méthode locale expulsive*, et qui produit une sorte de *poussée* sur le col de l'utérus, sous forme d'une couche albumineuse. D'après ce que nous savions de son mode d'action et de ses effets, nous n'avons cru devoir y recourir que dans les cas d'engorgement simple du col de l'utérus, sans ou avec une légère ulcération. Dans les faits que nous allons rapporter, il y avait en effet, seulement un engorgement inflammatoire plus ou moins prononcé, remontant déjà à une époque assez éloignée et paraissant par sa durée et sa marche tendre vers la forme chronique. Nous n'avons pas voulu employer la pommade pendant la période d'engorgement inflammatoire aigu qui survient à la suite de couches, d'avortements ou de tout autre cause physique, nous croyons qu'alors les antiphlogistiques et les émollients de toutes sortes sont seuls indiqués, et que les caustiques, la pommade de M. Rochard comme les autres, doivent être sévèrement proscrits. Mais lorsque les accidents aigus ont cessé, en laissant après eux un engorgement plus ou moins volumineux, dur et tenace, c'est le moment où la pommade excitante peut être employée avec avantage.

« Quoique nous renvoyions à la note communiquée par

M. Rochard à l'Académie des sciences (séance du 22 décembre 1856), pour l'application et les effets physiologiques de la pommade à l'iodure de chlorure mercureux, cependant pour la commodité du lecteur, nous sommes obligé de dire quelques mots ici du mode de pansement, de même que nous signalerons, après l'exposition des faits, les résultats physiologiques et thérapeutiques que nous aurons observés.

« Le col de l'utérus, complétement découvert à l'aide d'un spéculum trivalve, articulé ou plein, est nettoyé des mucosités qui le recouvrent avec de la charpie et de la ouate, ce qui nous a toujours suffi ou avec un tampon imbibé de glycérine et appliqué la veille sur le col comme le conseille M. Rochard. D'autre part on prépare un plumasseau de charpie peu épais, d'une dimension un peu plus grande que le col et dont on recouvre le centre d'une couche légère de pommade, afin que les bords restés secs défendent la muqueuse vaginale du contact du médicament qui pourrait y occasionner une *vive douleur*. Puis le plumasseau est porté sur le col soit avec une longue pince à pansement, soit ce qui vaut mieux et comme l'a fait souvent devant nous M. Rochard, à l'aide d'un tube de bois dont l'une des extrémités, celle sur laquelle on place le plumasseau, présente des dimensions en rapport avec celles du col, et dans lequel glisse un mandrin qui applique d'une manière exacte le plumasseau sur l'organe utérin. Cela fait, on remplit le vagin de boulettes de ouate et on retire le spéculum. Il faut avoir soin de ne pas bourrer le vagin, on occasionnerait à la femme une gêne et des douleurs inutiles. Six ou sept heures après l'application de la pommade on introduit de nouveau le spéculum, on enlève les différentes pièces du pansement et on met à nu le col qu'on trouve, comme nous allons le voir, toujours recouvert d'une exsudation albumineuse.

Nous arrivons aux observations :

OBSERVATION I. — *Engorgement du col. — Deux applications de pommade. — Guérison en six semaines.*

Le 21 août 1857, est entrée à la charité (salle Saint-Vincent, n° 16), la nommée Dumont, âgée de vingt-trois ans et d'une bonne santé habituelle. Elle a eu un enfant il y a trois ans ; ses couches ont été laborieuses.

En cherchant à sauter par-dessus un mur, il y a deux mois, elle fut prise de douleurs vives dans la fosse iliaque droite, douleurs qui se sont propagées dans la région lombaire, les aines et les cuisses, et qui, par leur intensité, l'empêchaient de travailler et de marcher.

Au moment de l'admission de la malade à l'hôpital, on constate, outre les souffrances dont nous venons de parler, et qui ont forcé cette femme à se reposer, que le col de l'utérus est volumineux, dur, chaud et douloureux à la pression.

Sous l'influence de douches générales en pluie, d'une minute de durée, et de quelques douches ascendantes, les douleurs utérines se sont un peu calmées.

21 *septembre.* — Application du spéculum. Le col est volumineux, occupe tout le champ de l'instrument ; il offre quelques petites granulations sur la lèvre postérieure.

Un petit plumasseau de charpie, couvert d'une légère couche de la pommade à l'iodure de chlorure mercureux (50 cent. de sel pour 39 gram. d'axonge) est appliqué par M. Rochard lui-même, et avec les précautions qu'il a depuis longtemps indiquées.

Au bout de quatre heures la malade commence à ressentir d'assez fortes douleurs dans le bas-ventre.

Sept heures après l'application, l'appareil de pansement est enlevé et on aperçoit sur le col une légère couche albumineuse.

Les jours suivants les douleurs sont moindres et la malade se sent un peu plus légère.

28 *septembre.* — Le spéculum montre que le volume et l'aspect du col ne se sont pas sensiblement modifiés.

1er *octobre.* — Deuxième application de la pommade.

Il y a eu cette fois, pendant les heures qui ont suivi, beaucoup moins de douleurs, et ces dernières ont cessé aussitôt que les bourdonnets ont été retirés.

A partir de ce jour jusqu'au 12 octobre, une amélioration graduelle et sensible commence à se produire dans l'état fonctionnel

comme dans l'état physique des parties. Les douleurs disparaissent peu à peu ; la marche devient plus facile. La malade peut
s'occuper dans la salle sans éprouver de fatigue.

En même temps, le col de l'utérus diminue de volume et de
consistance, et le 12 octobre, il paraît revenu à peu près à ses dimensions normales. La malade se trouve dans tous les cas très-
bien, et demande à sortir.

OBSERVATION II. — *Engorgement de date récente. — Une application de pommade. — Guérison en cinq semaines.*

Le 1er septembre 1857, est admise à la Charité (salle Saint-
Vincent, n° 22), la nommée Colle, âgée de vingt-cinq ans, arrivée
à Paris, il y a quatre mois, sans avoir, affirme-t-elle, jamais eu ni
enfants ni fausses couches.

Depuis quinze jours, elle a été prise de maladie de courbature,
puis de vives douleurs dans la région lombaire et les fosses iliaques, de difficulté d'uriner, de chaleur et de pesanteur au périnée.
La marche est devenue pénible et douloureuse.

7 *septembre.* — Examen au spéculum. Le col présente un engorgement considérable, un peu de rougeur et quelques petites
ulcérations à l'orifice utérin. Application de la pommade (ioduro
de chlorure mercureux, 0,50 pour 30 gram. d'axonge).

Une heure après, la malade commence à souffrir ; elle a éprouvé
un peu de chaleur dans le petit bassin. Les douleurs ont augmenté
toute la journée. A cinq heures et demie du soir (huit heures après
l'application), il existe sur tout le col une exsudation blanchâtre
albumineuse. La muqueuse du vagin est elle-même atteinte ; c'est
ce qui a contribué à augmenter les douleurs. L'enlèvement du
tampon calme pendant quelque temps les douleurs, qui reprennent avec intensité à neuf heures du soir et cessent vers le matin.

8 *septembre.* — Examen au spéculum. L'exsudation existe encore,
le col paraît plus rouge et plus gonflé autour de ce produit albumi-
neux.

Les deux jours suivants encore quelques douleurs.

10 *septembre.* — Les règles paraissent ce matin plus abondam-
ment que les dernières fois et accompagnées de vives souffrances
qui ne se calment que le soir.

14 *septembre.* — Le spéculum montre que le col a diminué de
volume et qu'il est un peu rouge.

17 *septembre*. — Examen au spéculum. Diminution du col, petite ulcération à droite de l'orifice, qu'on cautérise avec le nitrate d'argent.

24 *septembre*. — Le col paraît avoir à peu près le même volume.

28 *septembre*. — Même état local ; mais les douleurs ont beaucoup diminué ; la malade peut marcher sans souffrir.

9 *octobre*. — La malade quitte l'hôpital se sentant bien portante, n'éprouvant plus de douleurs dans le bas-ventre, et le col de l'utérus nous semble avoir repris son volume et sa consistance ordinaires.

Dans ces deux observations, l'engorgement paraissait de date assez récente, remontant à quinze jours dans l'un et à un ou deux mois dans l'autre ; il semblait tenir à de violents efforts ou à des fatigues physiques.

La guérison a été rapide. La pommade caustique appliquée deux fois dans la première observation et une fois seulement dans la seconde, y a, croyons-nous, fortement contribué ; mais on doit l'attribuer en partie au repos et à la marche naturelle de la maladie.

OBSERVATION III. — *Engorgement remontant à une époque éloignée. — Douleurs vives. — Une application de pommade. — Guérison en six semaines.*

La nommée Pauline L..., âgée de dix-huit ans, piqueuse de bottines, entre à l'hôpital (salle saint-Vincent, n° 17), le 31 août.

A la suite d'une fausse couche, faite il y a deux ans, elle eut une perte très-abondante qui la rendit fort malade, et depuis lors elle a toujours souffert dans les fosses iliaques, la gauche surtout ; la pression est douloureuse, la marche et la station sont difficiles par l'exaspération qu'elles produisent dans les douleurs.

Par le toucher, nous constatons que le col est très-dur et très-engorgé.

Pendant quinze jours, le traitement consiste en bains tièdes, injections émollientes, puis en douches générales et ascendantes.

Le 17 *septembre*. — L'engorgement du col est toujours le même, ainsi que les souffrances qui en sont la conséquence.

Application de la pommade à l'iodure de chlorure mercureux.

La malade souffre toute la journée ; sept heures après l'application, on retire l'appareil et on ne trouve que peu d'exsudation albumineuse sur le col.

24 *septembre.* — Il existe encore un peu d'exsudation. Le col est moins saillant. Amélioration.

28 *septembre.* — Le col n'occupe plus que le champ du petit spéculum tout au plus. L'engorgement a bien diminué; les douleurs sont moindres. Les règles commencent aujourd'hui et se passent bien.

6 *octobre.* — Il y a une grande amélioration dans l'état de la malade : elle peut marcher hors des salles sans souffrir.

11 *octobre.* — Diminution du volume et de la consistance du col, qui paraît revenu à ses dimensions normales. La malade se trouvant parfaitement bien, demande sa sortie.

Le 28 septembre, il était survenu des démangeaisons assez vives sur tout le corps, particulièrement aux cuisses. Cette éruption avait une certaine analogie avec le lichen, et céda à quelques bains alcalins.

OBSERVATION IV. — *Engorgement ancien, — Trois applications de pommade. — — Amélioration très-marquée en moins d'un mois.*

La nommée Mouget, dont nous avons rapporté la première partie de l'histoire dans notre travail sur les injections d'acide carbonique (*Arch. de méd.*, 9 novembre 1857), est rentrée dans notre service le 6 septembre dernier. Elle l'avait quitté le 16 mars, n'éprouvant plus de douleurs utérines, et souffrant encore un peu de la tête, par suite des douches carboniques auxquelles elle avait été soumise. Elle avait pu reprendre son service de domestique et le continuer pendant plusieurs mois.

Il y a deux mois, de nouvelles douleurs, annonçant le retour de son affection utérine, ont commencé à se faire sentir de nouveau ; la région lombaire, les aines, les cuisses, les fosses iliaques en étaient le siége. La marche devint difficile et douloureuse, toute fatigue impossible. Les règles n'ont pas reparu depuis la sortie de l'hôpital.

7 *septembre.* — Par le toucher et l'examen au spéculum, nous constatons que le col est arrondi, lisse, mais en même temps dur, chaud, douloureux à la pression, volumineux et assez fortement dirigé en arrière.

Application de la pommade (iodure de chlorure mercureux) 0,50 cent. pour 30 gr. d'axonge).

Une heure après, très-vives douleurs que la malade compare à celles produites par une application de fer rouge; sensation de constriction très-pénible. Le tampon est retiré à cinq heures du soir. Le col est couvert de la couche albumineuse constamment signalée; un écoulement jaunâtre s'échappe de l'orifice du col.

La nuit, la malade se plaint de douleurs dans les membres et de courbature générale.

9 *septembre*. — Amélioration. Les douleurs ont diminué; la marche est plus légère.

13 *septembre*. — Les règles paraissent et n'augmentent pas les douleurs qui sont en voie de décroissance.

21 *septembre*. — Examen au spéculum : le col est aussi volumineux et remplit tout le champ du spéculum.

Seconde application de la pommade.

Cette fois, probablement parce que la couche de pommade a été très-mince, il n'y a sur le col qu'une légère couche blanchâtre. La malade a éprouvé, après l'application de la pommade, des douleurs qui se sont calmées dans la soirée.

22 *septembre*. — La malade souffre moins que les jours précédents. La marche est plus facile, moins douloureuse et plus légère. Mais en même temps surviennent d'assez vives démangeaisons sur tout le corps, et çà et là une éruption qui a la plus grande analogie avec le lichen, et qui persiste pendant quelque temps. A la fin du mois, sous l'influence des bains alcalins, l'éruption a disparu.

Du côté de l'utérus, l'amélioration se produit et augmente presque de jour en jour. Le 28 septembre, le col utérin paraît moins gros et moins dur. La malade se trouve de mieux en mieux.

9 *octobre*. — Examen au spéculum : l'engorgement du col a bien diminué: il y a moins de rougeur; l'antéversion est moins prononcée. Les symptômes généraux ont presque disparu: — Troisième application d'une couche légère de pommade.

Cette application donne lieu à la production d'une couche albumineuse abondante et très-épaisse, mais ne détermine que des douleurs peu intenses.

Les jours suivants, la malade est beaucoup mieux, elle reste levée toute la journée, se promène au jardin.

Exeat le 18 octobre.

OBSERVATION V. — *Engorgement remontant à plusieurs années.* — *Trois applications de pommade et une application de sangsues.* — *Amélioration très-marquée en un mois.*

Le 24 septembre 1857, la femme Larget, âgée de vingt-six ans, blanchisseuse, entre à la Charité (salle Saint-Vincent, n° 30). Elle a fait une fausse couche à l'âge de dix-neuf ans, et depuis lors, elle souffre toujours des reins, des aines et du bas-ventre.

Maintenant la marche est impossible, tant les souffrances sont vives. La malade éprouve, quand elle cherche à surmonter la fatigue, des envies de vomir, et est forcée de se coucher. Du reste, les règles viennent régulièrement, mais sont peu abondantes, et il n'y a pas de flueurs blanches.

24 septembre. — Examen au spéculum : le col est volumineux, rouge, et présente sur la lèvre antérieure et vers l'orifice une petite ulcération.

Application de la pommade par M. Rochard. La malade a souffert toute la journée. A cinq heures du soir, il reste une légère exsudation blanchâtre albumineuse qui coiffe le col.

25 septembre. La nuit a été très-agitée. Les douleurs ont augmenté (Bain tiède, catap.).

27 septembre. Les règles paraissent et s'accompagnent de souffrances vives dans tout le bassin.

1er octobre. — Les règles étant terminées et les douleurs persistant avec une certaine intensité, on applique sur le col même et à l'aide du spéculum six sangsues, dont les piqûres saignent médiocrement.

3 octobre. — La malade se sent mieux ; elle est plus forte.

9 octobre. — Examen au spéculum : le col a un peu diminué. Les douleurs sont calmées.

Seconde application de la pommade par M. Rochard, application qui a été mieux supportée que la première. Il est vrai que les jours suivants la malade a pris des bains.

20 octobre. Examen au spéculum : le col a subi encore une notable diminution, mais il offre cependant un certain degré d'engorgement. — Troisième application de pommade par M. Rochard.

23 octobre. — Sortie de la malade qui est examinée au spéculum. Le col paraît un peu gonflé encore par suite de l'application de la pommade. La malade se trouve bien d'ailleurs.

« Dans ces trois dernières observations, l'engorgement datait de plusieurs années et reconnaissait pour cause une couche ou un avortement antérieur; il avait en quelque sorte pris droit de domicile dans l'organe affecté. La guérison n'a été obtenue que dans l'un de ces cas (Obs. III); les deux autres ont résisté à plusieurs applications de la pommade. Cette dernière a produit cependant une amélioration très-marquée qu'il y aurait erreur à attribuer seulement soit au repos, soit à l'emploi des autres moyens adjuvants.

« Ordinairement des engorgements aussi anciens et aussi douloureux résistent davantage et mettent plusieurs mois à rétrograder vers la guérison.

« Nous l'avons dit en commençant ce petit travail, nous avons voulu seulement attirer de nouveau l'attention sur l'application de la pommade à l'iodure de chlorure mercureux et confirmer les résultats annoncés il y a près d'un an, par M. Rochard.

« Nous nous étendrons donc fort peu sur les effets physiologiques et thérapeutiques que nous avons observés sur nos malades. Nous signalerons cependant en quelques lignes les points les plus importants à indiquer.

« La pommade convenablement appliquée et avec les précautions recommandées par M. Rochard, détermine des douleurs habituellement très-supportables; qui commencent peu d'heures après l'application et qui durent de 12 à 24 heures avec quelque intensité. Les douleurs ont plusieurs fois même paru tenir autant au tamponnement du vagin et à la compression des organes voisins qu'à l'action du caustique.

« Toujours au bout de 5, 6, 7 heures, le col est recouvert d'une exsudation blanchâtre albumineuse en rapport d'épaisseur avec la couche de pommade et le temps qu'elle a séjourné. Cette couche met, malgré les injections pratiquées matin et soir, plusieurs jours à se détacher complétement ; pendant ce temps le col présente un gonflement inflammatoire qui ne disparaît qu'un jour ou deux au moins après la chute de l'exsudation. Le travail d'élimination, la cicatrisation de la plaie qui suit la chute de l'eschare et la résolution de l'engorgement inflammatoire concomitant exigent environ huit à dix jours. Il nous paraît donc convenable, dans la plupart des cas, et sauf les modifications exigées par la marche de la maladie et les fonctions utérines, de ne pratiquer des applications de pommade que tous les huit ou dix jours.

« Quand l'engorgement utérin n'est pas très-considérable et de date assez récente, souvent une ou deux applications de pommade suffiront, aidées du repos et des autres moyens adjuvants, pour assurer la guérison en quelques semaines. Pour peu que la maladie soit ancienne, on devra prolonger le traitement bien plus longtemps qu'on ne peut l'obtenir de la plupart des jeunes femmes admises dans nos hôpitaux.

« Pour nous résumer nous dirons :

« La pommade à l'iodure de chlorure mercureux est un excitant qui agit plus énergiquement et plus profondément que la plupart des caustiques solides ou liquides employés, tels que nitrate d'argent et nitrate de mercure ; elle a presque autant d'action que le feu, et elle offre l'avantage d'être plus facile à manier et de ne pas effrayer les malades.

« Après chaque poussée produite par l'application de cette pommade, on constate la diminution du col de l'utérus engorgé, un soulagement dans les douleurs éprouvées par les malades, ainsi qu'une amélioration dans la marche, qui était auparavant très-pénible.

« Son emploi nous paraît indiqué et efficace dans les engorgements simples du col de l'utérus, récents ou anciens.

TRAITEMENT

Celui qui connait la place] d'une maladie dans l'ordre naturel, sait aussi quel est le meilleur traitement à suivre. (Martins, *Thèse inaug.*, p. 6.)

Une étrangeté de l'histoire des dartres déjà signalée par nous, c'est que ces maladies les plus visibles, les plus tangibles de toutes et par cela même les plus faciles à observer, comptent néanmoins parmi celles dont la nature a été le plus souvent méconnue et dont le traitement a été le plus longtemps livré aux mains des empiriques.

N'est-ce pas encore dans le public une opinion persistante que les dartres doivent être traitées par des moyens exceptionnels, comme si elles formaient une branche à part et indépendante de la thérapeutique générale.

Notre but est de combattre ici ce préjugé en démontrant que si, d'une part, les dartres ont une expression morbide qui leur est particulière, elles ne laissent pas, en ce qui regarde leur traitement, de rentrer indirectement sous l'empire d'une des quatre médications classiques connues sous les noms d'antiphlogistique, astringente, révulsive et substitutive, et nous avertissons ici même nos lecteurs que cette médication sera définie plus loin.

Mais, au lieu d'entreprendre aussitôt la question de médication, nous allons, conformément à l'usage des dermatologistes, passer en revue toute une série d'indications thérapeutiques qui sont les préliminaires indispensables d'une bonne exposition de traitement.

Première indication. — On s'est demandé si les dartres et principalement les gourmes des enfants devaient être respectées, quels que fussent le tempérament, l'âge du malade et l'époque à laquelle la maladie était parvenue. Des questions de ce genre ne peuvent être résolues que par l'expérience et l'observation ; or, pour nous qui avons vu nombre d'enfants victimes de la méthode expectante, nous n'hésitons pas, malgré l'avis contraire de certains médecins humoristes, de M. le docteur Duchesnes-Duparc par exemple, à conseiller un traitement immédiat, mais naturellement proportionné aux conditions dans lesquelles se trouve le jeune malade.

Il en est de même des adultes, chez lesquels il est toujours d'une bonne pratique d'entreprendre directement la guérison des dartres aiguës ou chroniques.

Deuxième indication. — Il s'agit ici d'un cas de concomitance. Il y a, par exemple, un eczéma et une gastrite, c'est-à-dire une maladie externe et une maladie interne, vers laquelle allons-nous diriger notre traitement? sur toutes les deux à la fois? Ce n'est guère possible. Eh bien, suivant l'opinion moyenne émise par M. le professeur Trousseau, il faudrait respecter la dartre, non pas indéfiniment, mais pour le temps pendant lequel la maladie externe, c'est-à-dire l'eczéma, agit en qualité de révulsif, comme pourrait le faire l'application d'un vésicatoire, d'un sinapisme. Quoique ce soit M. Trousseau, grave autorité, qui nous donne ce conseil, nous nous permettrons de le contredire, parce que de nombreuses expériences nous ont appris que le meilleur moyen de combattre une maladie interne concomitante, consiste à fixer l'eczéma et à l'épuiser sur le lieu de son développement à l'aide de notre médication, et on peut voir alors d'un même coup disparaître les deux maladies.

Troisième indication. — Ici supposons qu'il y ait deux sujets malades, l'un atteint d'un psoriasis, l'autre d'un eczéma généralisé. Laquelle de ces maladies faut-il traiter et laquelle épargner? Plusieurs dermatologistes croient qu'il est opportun de traiter et de guérir un psoriasis à toutes les époques de sa durée et quel que soit son degré d'intensité, parce que, disent-ils, c'est une dartre sèche non sécrétante et qui, en cette qualité, ne peut jamais donner lieu à des répercussions ni à des rétrocessions; or, quoique ce raisonnement ne nous paraisse pas théoriquement fondé, comme en définitive la pratique indiquée est bonne, nous n'avons pas d'objection à leur faire.

Quant à l'eczéma, dartre humide, sécrétante, doit-il être épargné, lorsqu'il envahit une grande surface et qu'il existe depuis longtemps? Pour quelques médecins encore imbus des préjugés humoristes ou diathésiques, la question sera résolue affirmativement. Mais telle n'est pas notre opinion, et nous allons en donner nos raisons : c'est que la cause déterminante de l'abstention d'une cure directe de la part de nos adversaires est toujours la même, c'est-à-dire le danger d'une rétrocession sur un organe intérieur. Aussi, considérant l'eczéma chronique comme une sécrétion devenue habituelle pour l'économie, à la manière d'un vésicatoire, d'un cautère déjà ancien, conseillent-ils de ne faire disparaître la dartre que partiellement, en n'attaquant que de petites surfaces, de plus ils administrent des purgatifs et ils appliquent des exutoires qui ne devront être supprimés que longtemps après la guérison.

Mais, de notre côté, nous avons le droit de dire qu'il y a danger éminent pour la santé, lorsqu'un eczéma, en se généralisant vient interrompre et empêcher la fonction perspiratoire très-étendue dont la peau est incessamment le siége.

Les inconvénients de la suppression d'une fonction aussi importante que les transpirations sensibles et insensibles, et les autres sécrétions doivent être certainement plus à craindre que la suppression d'un épanchement eczémateux, d'autant qu'il ne s'agit pas non plus ici de tarir brusquement l'eczéma, mais qu'au contraire nous conseillons de procéder graduellement, en ayant soin, toutefois, d'attaquer largement le mal à son premier point de départ, et de multiplier ainsi patiemment les tentatives de guérison sur tous les endroits que la maladie a successivement envahis. Les poussées répétées à des intervalles variables rendent alors par leur action directe d'élimination, les purgatifs et les exutoires surtout complétement inutiles, et lorsque la disparition de la dartre est entièrement effectuée, la peau a repris ses fonctions et son aspect normal.

En finissant cet article des indications thérapeutiques, nous n'avons qu'à faire une dernière remarque qui nous appartient en propre, c'est que dans les cas de dartres, soit symétriques, soit opposées, il nous suffit le plus souvent de traiter et de guérir l'une des deux pour que l'autre s'achemine vers une guérison presque certaine.

Des médications. — Dans les cas de dartres, quelques dermatologistes font de la médecine antiphlogistique parce qu'ils croient que ces maladies sont des phlegmasies cutanées. De là, pour eux, la nécessité de tous les moyens propres à ce genre de médication : diète, sangsues, saignées, bains, cataplasmes émollients, alimentation douce, lactée et végétale. Cette médication a-t-elle été suivie de guérison ? Cela est probable ; avouons néanmoins que de toutes les maladies qui affectent l'économie, les dartres sont certainement au nombre de celles à qui le traitement antiphlogistique est le moins utilement applicable.

Nous en dirons autant de la médication astringente à laquelle on a souvent recours dans les dartres chroniques un peu vives. Les astringents appliqués sur la partie même où siége l'inflammation ne conviennent guère que dans les cas légers, autrement ils sont généralement nuisibles.

La médication révulsive compte aussi des guérisons; on a vu des dartres céder à la suite d'application de cautères, de vésicatoires, mais surtout de purgatifs à petites doses et long-temps continués. Mais ce dernier moyen a le grave inconvé-nient d'affaiblir le malade, et d'irriter souvent les intestins.

Ces trois genres de médication antiphlogistique, astrin-gente, révulsive, sont appelés rationnels par opposition à la méthode substitutive ou empirique qui consiste à changer le mode de vitalité de la peau en appliquant sur la dartre un vésicatoire, un caustique liquide ou tout autre moyen pertur-bateur, sans jamais comprendre leur mode d'action sur les maladies dont il s'agit d'obtenir la guérison. Aussi voyez dans quelle confusion, dans quel chaos se trouve la matière médi-cale qui appartient en propre à cette quatrième médication, et combien il est difficile de classer méthodiquement les remèdes qui en font partie ; c'est pourquoi nous nous conten-terons d'en insérer ici l'interminable liste : les bains et les douches de vapeur, les fumigations aromatiques, sulfureuses, cinabrées ; les bains d'eaux minérales de différentes espèces, les bains alcalins ou de sublimé, les bains de mer, les topi-ques contenant des préparations de soufre, de fer, de plomb, d'iode, de mercure, de goudron ; les huiles de cade, d'acajou ; les vésicatoires appliqués sur les surfaces malades, les cauté-risations au nitrate d'argent, de nitrate acide de mercure, etc.

Nos lecteurs ont pu s'apercevoir que dans l'exposé précé-dent des quatre espèces de médication, nous avons systémati-quement confondu la thérapeutique des maladies cutanées prises dans leur ensemble avec la thérapeutique de ce groupe dartreux bien distinct.

Mais nous voici arrivé au point où les dartres vont prendre dans notre thérapeutique la place exclusive qui leur appar-tient. Ajoutons que les dartres, à raison de leur ténacité et de leur tendance à la récidive, ne pouvant que très-rarement et très-exceptionnellement être traitées avec succès par les mé-thodes antiphlogistique, révulsive, astringente, substitutive.

nous conseillerons d'avoir recours de préférence à la méthode *locale expulsive*, mais prise dans un sens spécial dont nous allons bientôt donner l'explication.

Méthode curative. — C'est seulement dans les traités de dermatologie qu'on a introduit la division thérapeutique de médication interne et externe. Dans aucune autre branche de la pathologie, on ne voit rien de semblable; néanmoins, pour nous conformer à une coutume établie, nous continuerons de nous servir de cette division nosologique, mais à condition qu'on nous permettra d'en bien définir le sens.

Pour cela, prenons quelques exemples : nous avons un eczéma à traiter; des indications nous décident à agir sur le tube digestif. Quelques purgatifs sont ordonnés. L'action des médicaments se fait sentir sur l'appareil glandulaire propre à la muqueuse; il se produit là une hypersécrétion, c'est-à-dire un mouvement expulsif du dedans au dehors, et vous me dites qu'en cela nous avons fait de la médication interne. Libre à vous de vous servir de cette expression; mais avouez qu'il serait beaucoup plus exact de dire que nous avons fait de la médecine dérivative, puisque, en réalité, l'effet thérapeutique s'effectue loin de l'organe où est située la maladie en traitement.

Autre exemple : c'est un acné que nous avons à soigner; nous trouvons convenable de le traiter par l'application de la pommade à l'iodure de chlorure mercureux. Sous l'influence de ce topique, les glandes sébacées deviennent le siége d'une abondante hypersécrétion de matière grasse et purulente; après plusieurs séries d'onctions, on voit le mal céder, et dans le temps voulu, la guérison est complète. Vous dites que cela est de la médication externe; l'expression n'est pas exacte : dites plus simplement que c'est de la médication locale, en ce sens que l'effet thérapeutique agit *directement* sur la glande sébacée, qui est l'organe malade; et ajoutez enfin que cette médication est un acte expulsif, ou, suivant l'expression consacrée, *une poussée*, en ce sens que l'effet thérapeutique se traduit par un mouvement fluxionnaire du dedans au dehors.

Donc, pour nous, ce qu'on appelle en dermatologie une médication interne est réellement une méthode dérivative, et ce qu'on appelle médication externe est bien réellement une méthode *locale expulsive*.

Il y aura lieu plus loin de discuter la valeur respective de ces deux méthodes dans le traitement des dartres; mais auparavant il nous faut compléter la définition de la méthode locale expulsive, laquelle se caractérise surtout dans le phénomène de la poussée. Posons en principe qu'il y a deux manières de provoquer ce phénomène : l'une par onctions mercurielles, l'autre par certaines eaux thermales, et plus particulièrement par les bains de Louesch. Ces bains, dit Alibert, « sont particulièrement fameux par le phénomène d'éruption que suscite leur action mystérieuse, et qui a reçu le nom de *poussée*. Ces picotements qu'on éprouve à la peau après quelques jours de haute baignée; cette apparition de taches ou pointes rouges plus ou moins nombreuses; ces phlogoses partielles qui s'établissent à la périphérie de la peau ; la desquamation qui en est la suite, etc., semblent arriver pour seconder les efforts réacteurs d'une nature médicatrice; aussi les malades éprouvent-ils un trouble intérieur qui ébranle tous les organes et influe sur toutes les sécrétions. (*Livre des dermatoses*, t. II, p. 56.)

Passons maintenant à l'examen des phénomènes thérapeutiques de l'iodure de chlorure mercureux. Cet agent produit également à la périphérie de la peau une puissante réaction qui a pour effet de déterminer localement d'abondantes éliminations de produits morbides, en même temps qu'il modifie profondément l'organisme tout entier. Si l'on n'y regardait pas de près, on pourrait croire que la poussée, résultat d'une action thermale, et la poussée, résultat de l'action du nouveau composé, seraient un même état de choses; mais l'observation et l'expérience sont là pour rectifier cette erreur, en nous faisant voir combien ces deux espèces de phénomènes diffèrent entre eux. Et la différence, la voici : c'est que, tandis que la poussée thermale se produit sur toute l'étendue de la peau sans exception ; au contraire, la poussée produite par l'action de notre topique se limite aux parties de la peau qui sont actuellement le siége d'une dartre quelconque, sans jamais envahir les parties saines ; en sorte que l'action élective du médicament devient manifeste par l'expulsion des produits morbides semblables ou fort analogues à ceux fournis par l'organe affecté.

En résumé, il résulte de ce qui précède que ce qu'on appelle en dermatologie médication interne constitue réellement une méthode dérivative, et que ce qu'on appelle médication externe constitue pour nous une méthode locale expulsive.

Choix du médicament. — Ne vous attendez pas que le choix du médicament, qui est l'*ultima ratio* de la médecine, puisse se faire avec une rigueur mathématique : c'est seulement d'après la tradition et l'expérience qu'on peut juger de son efficacité. Or, en ce qui regarde les dartres, nous avons aujourd'hui pour les traiter un médicament si bien consacré par l'expérience et la tradition, qu'on est plus occupé à se disputer sur la priorité de la découverte qu'à argumenter contre son efficacité devenue évidente. Ce médicament est un nouveau composé d'iode, de chlore et de mercure, dont un des éléments est anciennement connu.

Ainsi on a remarqué que les médecins arabes firent usage du mercure, mais à l'extérieur seulement, dans les maladies graves de la peau, et c'est tout ce qu'il nous importe d'établir ici pour la question qui nous occupe. Nos ancêtres les Gaulois se servaient aussi avec avantage de diverses préparations mercurielles, soit à l'intérieur, soit à l'extérieur (1).

(1) La solution de mercure sublimé a été connue et administrée empiriquement de toute antiquité dans notre Gaule ; puis Boerhaave la transporta dans les hôpitaux, et son élève Van Swieten en popularisa

Vint ensuite l'invasion de la vérole, et si l'on a eu recours au mercure pour guérir cette maladie, qui, au début, se présentait sous l'aspect le plus effrayant, c'est que, dès 1520 déjà, Bérenger de Carpi avait cru remarquer une grande analogie dans la forme des éruptions des maladies cutanées chez les bestiaux, et les diverses éruptions de cette maladie qui venait si malheureusement affliger l'espèce humaine.

Il résulte donc de ce qui précède que le mercure, ce que nous savions déjà, a été utilement employé pour la guérison des maladies de la peau chez l'homme et chez les bestiaux, avant même de servir à la guérison des maladies vénériennes.

Il n'y a pas longtemps que l'on connaît le chlore, et plus récemment l'iode, et déjà l'efficacité de chacun de ces métalloïdes a été formellement constatée (1). Mais rien ne nous

l'usage. De là elle nous revint; Ch. Le Bègue en donna une exposition savante, et tout le monde, savants et ignorants, en fit usage sans peur, mais non sans témérité. (Lorry.)

(1) Deiman et Van der Bosch ont signalé les avantages du chlore, appliqué extérieurement contre les dartres.

Le docteur Kopp a cité de nouveaux succès du *chlore liquide* dans les maladies cutanées, avec excès de force plastique.

Ducan a conseillé contre la *teigne* et les *dartres* ulcérées une huile qu'on prépare en faisant passer un courant de chlore dans de l'huile d'olive, et qu'on lave ensuite à l'eau froide.

En 1810, à Flessingue, Ghezel employa l'hydrochlore contre la gale.

M. Chevallier rapporte avoir vu administrer avec succès, en frictions dans cette maladie, et la *Pharmacopée universelle* donne la formule d'une pommade antipsorique, composée de 1 gros de chlore et de 1 once d'axonge (Rayer, *Traité des maladies de la peau*, t. I, p. 71).

Enfin, Alibert employait l'acide hydrochlorique étendu d'eau.

Quelques inflammations chroniques de la peau ont été traitées avec succès par l'iode (Rayer).

Gimelle, *Observations sur l'emploi de l'iode dans le goître, les scrofules et les dartres* (Revue médicale, 1821, t. VI, p. 81).

Belliol, *Essai sur les avantages de l'iode dans le traitement de la dartre furfuracée*. Paris, 1825, in-4°.

Lugol, *Mémoires sur l'emploi de l'iode dans les scrofules cutanées et l'esthiomène*. Paris, 1829-1831.

prouve que de nouveaux corps simples ne pourront être découverts, et servir de succédanés au chlore et à l'iode. C'est surtout avec le mercure que ces corps simples ont donné lieu à des composés dont l'action thérapeutique a produit des effets merveilleux. Ces composés sont les chlorures, et, dans ces derniers temps, les préparations iodurées, proto-iodure et bi-iodure de mercure.

En attendant de nouvelles découvertes, nous avons, dans le composé d'iodure de chlorure mercureux, tel que nous l'employons, un excellent médicament, et dont l'efficacité constante trouve, jusqu'à un certain point, son explication dans ce fait si remarquable qu'il résume, à lui seul, les trois agents dont l'action sur les maladies de la peau a été le plus anciennement et le plus continuellement constatée, c'est-à-dire le mercure, le chlore et l'iode ; en sorte que ce médicament, en dehors de tout raisonnement, semble avoir déjà la consécration de la tradition.

Quant au procédé par lequel on obtient ce sel, c'est une question du domaine exclusif de la chimie, dont nous n'avons pas à nous occuper ici ; disons seulement que les ouvrages de pharmacie et de thérapeutique, donnant plusieurs formules et les effets variant suivant le mode de préparation, nous ne nous rendons responsable que du procédé particulier dont nous nous servons depuis longues années dans nos expériences.

En n'entendant parler, dans cet aperçu que d'un médicament unique, *tiré d'un seul des règnes de la nature*, nos lecteurs auraient peut-être le droit de croire à l'insuffisance de notre thérapeutique, s'il n'était démontré, que les éléments dont la peau se compose, résultent d'un même mode de formation, et que dès lors la maladie venant à se produire dans un élément, on peut, en conséquence, appliquer un même médicament.

En vertu de cette origine commune, les éléments cutanés, en effet, bien que remplissant une fonction spéciale, n'excluent point, en cas de maladie, l'appropriation d'une méthode de traitement uniforme. Notre médication se trouve dès lors triplement justifiée : unité anatomique, unité pathologique, unité thérapeutique.

Voici comment nous avons été conduit à en poser les bases :

En 1842, déjà expérimentant l'iodure de chlorure mercureux sur diverses formes d'acné, notre attention fut attirée sur un fait jusqu'alors inconnu et bien digne de remarque, c'est-à-dire que cette maladie, l'acné, quels que fussent sa forme, son degré de développement et d'intensité, faisait éruption tout à coup et avec une grande violence sous l'influence de l'action du médicament.

L'idée nous vint alors que ce fait n'avait pas lieu pour l'acné seulement, mais qu'il devait se réaliser dans toute la série des dartres, et c'est ce que l'expérience nous a démontré.

Car, de même que dans le cas d'acné, nous avons vu l'action du topique provoquer artificiellement l'éruption graisseuse et purulente sous formes de croûtes, qui appartient en propre à cette première maladie ; de même dans une seconde maladie, l'eczéma pris à son début, nous nous aperçûmes que l'action du remède avait provoqué un épanchement artificiel de sérosité eczémateuse. Soumettant ensuite chacune des dartres au même genre d'onctions, nous avons eu des résultats identiques, c'est-à-dire qu'avec une maladie squameuse, le psoriasis, le pityriasis par exemple, c'était bien un squame ou des débris de squames que l'action du remède faisait sortir, et que pour les pustules de l'impétigo, c'était bien une éruption croûteuse qu'il déterminait ; en un mot, l'application de la pommade à l'iodure de chlorure mercureux produisait une éruption semblable ou fort analogue à celle qui constituait la maladie que nous traitions.

Cependant, désireux de varier le mode de nos expérimentations, nous passâmes de l'examen des cas de première éruption, à l'examen des cas de récidive, et, cette fois encore, tout réussit à merveille, c'est-à-dire que l'action du remède en précipitant l'évolution morbide nous apprit à connaître la nature de la maladie à laquelle nous avions affaire, et que de plus cette action thérapeutique fut entièrement favorable à la guérison du malade.

Prenant ensuite pour sujet d'expérience une dartre en pleine marche, l'action du médicament nous donna encore la juste mesure de l'intensité du mal, et voici comment : le cas était-il très-grave, nous en étions aussitôt averti par ce fait que, les onctions pratiquées sur les surfaces malades provoquaient aussitôt une poussée considérable ; au contraire le cas était-il de moindre importance, la même dose du médicament ne produisait que des résultats notablement diminués ; en sorte que l'intensité de cette éruption, que nous avons appelée *poussée*, ainsi que les phénomènes de réaction, étaient en raison directe de l'intensité de la maladie.

Enfin, au déclin de la dartre, lorsque la peau commençait à reprendre son nivellement et sa couleur naturelle, nous avons trouvé un critérium certain pour reconnaître si la guérison était solide, définitive, s'il y avait, oui ou non, probabilité de récidive :

Ce moyen, nous le comprîmes bien, consistait à ne regarder la guérison comme assurée que lorsque l'action du remède, pendant la durée du traitement, n'occasionnait plus de poussées nouvelles, c'est-à-dire, en d'autres termes, que l'on voyait l'éruption et la réaction qui l'accompagnaient diminuer à mesure que la maladie s'améliorait, pour cesser à peu près complétement, et complétement quant à l'éruption, lorsque les tissus étaient revenus à l'état normal.

C'est là assurément un mode d'action des plus curieux, mais qu'en raison de son étrangeté ceux qui ne l'ont pas vu se figurent difficilement. Aussi tous les médecins qui assistent pour la première fois à ces expériences témoignent-ils leur étonnement sur cette uniformité de médication agissant d'une manière toujours efficace sur des maladies d'aspects aussi divers que le sont les eczémas, les psoriasis, les acnés, les sycosis, et même les lupus et les syphilides.

De savants médecins, tels que MM. le professeur Nélaton, les docteurs Monod, Piedagnel, Ch. Bernard, etc., nous ayant obligeamment donné accès auprès de quelques dartreux dans leur service, nous ont avoué qu'ils ne se faisaient pas une idée du mode d'action si varié d'un même médicament, avant d'avoir vu par eux-mêmes les phénomènes dont nous venons de parler.

Résumant donc ce qui précède, nous nous trouverons suffisamment autorisé à conclure que le choix de l'iodure de chlorure mercureux pour le traitement des dartres est pleinement justifié dans l'état actuel de la science.

Cependant faut-il donner encore des preuves de l'excellence de ce choix, nous en trouverons d'abord dans Lorry qui s'exprimait ainsi :

« Mais de nos jours l'industrie a fait tant de mixtures et de préparations avec ce noble demi-métal (le mercure) qu'il est rationnel d'y chercher un antidote contre les herpès (1). »

Puis dans les trois passages suivants tirés du livre des *Dermatoses* d'Alibert, où l'on voit une première fois cet auteur nous dire d'une manière générale : « Lorsque les dartres se trouvent dans un état invétéré, il importe de choisir, pour les combattre, tout ce qu'il y a de *plus énergique* et de *plus efficace* dans la matière médicale, » et, le conseil donné, il nous désigne l'*iode*, récemment introduit dans la thérapeutique par l'honorable Coindet, comme étant un des médicaments les plus utiles dans le traitement des dartres, et, de plus, il s'empresse lui-même, Alibert, d'en accréditer l'usage à l'hôpital Saint-Louis.

(1) Verum neoticorum industria ita semi metallum hoc nobile miscuit et contemperavit, ut in illo herpetibus antidotum, sine aliqua ratione possis jure quærere. (Lorry, *De morbis cut.*, p. 328).

Dans un second passage, il nous apprend aussi que : *dans le cas des maladies herpétiques*, il associe l'*iode au mercure*, en vue, dit-il, « *de répondre à de plus fortes indications.* »

Enfin, une troisième fois, il nous dit textuellement : « Quand les dartres se montrent par trop rebelles, je fais humecter les parties malades avec la barbe d'une plume préalablement trempée dans l'acide chlorhydrique étendu d'eau. Ce procédé produit un phénomène analogue, jusqu'à un certain point, à celui de la *poussée* : il anime la peau, favorise son exhalation, change son mode de sensibilité... »

Maintenant, réfléchissons aux agents thérapeutiques qu'Alibert regardait de son temps comme les plus *énergiques* et les plus *efficaces* pour le traitement des dartres. — Quels sont-ils ? De l'iode, du mercure, de l'acide chlorydrique ou autrement du chlore. Mais ce sont là précisément les trois substances qui composent l'iodure de chlorure mercureux, lesquelles, au lieu d'être employées séparément, se trouvent chimiquement associées dans une seule formule, d'où nous pouvons conclure, ce qui a été posé en principe, que ce nouveau médicament a bien la double consécration de la tradition et de l'expérience, et qu'il ne soit une des plus heureuses applications qui aient été faites de la chimie à la thérapeutique.

Médication interne et externe. — Nous avons déjà parlé de la médication interne et externe à propos de la définition des méthodes curatives en dermatologie. La question qui se présente à présent est de savoir à laquelle de ces deux méthodes il faut donner la préférence.

Commençons par la médication interne, et exposons les diverses opinions émises à ce sujet.

Les médecins qui pensent que les dartres sont produites par une *altération des humeurs, un vice du sang, un virus dartreux,* jugeant une action *dépurative* nécessaire, combattent ces maladies par la prescription d'une foule de médicaments, tels que les purgatifs, les diurétiques, les sudorifiques, des tisanes amères de houblon, de pensée sauvage, de douce-amère, de fumeterre, etc.

D'autres médecins croient à la nécessité d'une médication interne, mais pour d'autres raisons et dans des cas que nous allons spécifier.

C'est d'abord lorsqu'on a affaire à des sujets affaiblis, de mauvaise constitution, à des scrofuleux, des anémiques, des scorbutiques, etc. Dans tous ces cas, suivant eux, un traitement interne est rationnellement indiqué ; mais remarquons bien ici que ce n'est point en vue de la nature dartreuse qu'on a recours à ce mode de traitement, mais uniquement pour mettre les malades en état de bénéficier du traitement externe. Suivant les circonstances, on emploiera évidemment avec avantage, soit le fer, soit l'iode, soit l'arsenic, soit les amers, les toniques, etc.

Dans les cas de dartres chroniques rebelles aux moyens locaux, certains médecins tiennent absolument à faire intervenir les purgatifs, les diurétiques à titre de *dérivatifs*, en vue surtout de provoquer sur les intestins et sur les reins, une stimulation, un mouvement fluxionnaire, dans le but de modifier l'état pathologique de la dartre, et de faciliter ainsi l'action locale des médicaments.

Pour nous bien expliquer sur ce point, nous dirons que c'est très-exceptionnellement que nous nous servons de ces deux moyens dérivatifs. Dans le cours de notre pratique, qui date déjà depuis plusieurs années, nous n'avons jamais eu occasion de nous repentir de nous être borné le plus souvent à la médication purement externe.

Il y a un troisième ordre de remèdes généralement usités dans les cas de dartres anciennes qui résistent aux moyens locaux et à la médication interne révulsive indiquée plus haut : ces remèdes sont le soufre, l'arsenic et les cantharides.

On sait que le soufre a été regardé pendant longtemps comme le moyen le plus utile dans le traitement des maladiès dartreuses, aujourd'hui on ne lui accorde plus la même confiance, parce que, non-seulement on l'a vu échouer, mais que, dans un grand nombre de cas, il n'a fait qu'exaspérer la maladie. A cet égard, nous citerons les réflexions suivantes de MM. Cazenave et Schœdel, lorsqu'en parlant des sulfureux, ils s'expriment ainsi : « Leur emploi exige plus d'habitude et d'expérience qu'on ne le pense généralement, et c'est bien à tort qu'une foule de praticiens persistent encore à les appliquer, sans discernement, dans un grand nombre de cas où ils contribuent à aggraver le mal. »

Aussi, quand nous envoyons quelques-uns de nos malades aux eaux sulfureuses thermales, ce n'est pas dans le vain espoir d'obtenir la guérison des dartres par ce moyen, mais bien pour donner à nous-même la preuve que la maladie traitée par notre méthode avait été complétement guérie ; leur utilité est surtout dans la consolidation de la guérison. Remarquons, d'ailleurs, que ces voyages aux eaux ont pour effet de fortifier la santé générale, et par là de prévenir la récidive.

Quant aux préparations arsenicales et cantharidées, sans qu'on puisse se rendre compte de leur mode d'action, on ne peut nier que, habilement prescrites par des médecins instruits, elle n'aient produit parfois des guérisons. Les composés arsenicaux se sont acquis, depuis bien des siècles, la plus haute renommée contre certaines affections de la peau ; les Arabes en faisaient un fréquent usage, comme l'attestent les écrits d'Avicenne et de Rhazès ; c'est surtout contre l'éléphantiasis et contre la lèpre qu'ils y avaient le plus ordinairement recours. Tous les médecins, en France, savent que c'est à Biett que nous devons l'introduction, chez nous, de la médication arsenicale dans le traitement des maladies de la peau. Les nombreuses récidives que nous avons eues à constater, prouvent combien sont rares les guérisons solides obtenues par ce moyen. Quant à nous, nous avouons n'avoir jamais employé l'arsenic sous aucune forme, depuis trente ans que nous traitons les maladies de la peau.

Notre propre opinion sur le mode d'action de ces médicaments se trouvant conforme à celle des auteurs du *Compendium*, nous ne pouvons mieux faire que d'emprunter leur propre texte et dire avec eux : « Mais nous ne craignons pas d'affirmer que l'emploi de ces médicaments (arsenic, cantharides) n'est pas toujours dépourvu d'inconvénients, qu'il a été étendu outre mesure et appliqué dans une foule de cas, où des moyens locaux, beaucoup plus inoffensifs, eussent amené une guérison plus rapide et tout aussi durable. Le psoriasis est une maladie de la peau contre laquelle les médicaments en question ont été le plus fréquemment préconisés ; or, l'un de nous a démontréqu'ils sont remplacés avec grand avantage par un traitement purement externe. » (FLEURY.)

Médication externe. Il y a quelques années, la médication externe n'était point en faveur ; l'auteur qui a le plus contribué à en faire connaître les avantages, est certainement Émery, ancien médecin de l'hôpital Saint-Louis (1835 à 1845). Tout le monde s'accorde à lui reconnaître le mérite d'avoir rendu, dans cette circonstance, un grand service à la thérapeutique cutanée. C'est, qu'en effet, il a su dégager le traitement des maladies de la peau d'une pharmacopée trop inutilement compliquée.

On dit dans le *Compendium* que Lorry n'aurait pas tenu compte de la médication externe ; c'est un oubli ou une erreur, car Lorry dit formellement dans le traitement des herpès que la guérison s'opère par les toniques, soit qu'on les emploie intérieurement dans le but de fortifier la constitution, soit encore qu'on emploie des remèdes externes appliqués seulement sur les parties malades et extérieures. « Ea « autem restitutio sit per tonica ; sive ea interne adhibeantur, « et toti corpori roborando inservire queant ; sive per externa « medicamenta quæ tantum in partes affectas exterioresque « agant. » (Page 337.)

Ce qui prouve bien que Lorry appréciait et appliquait la médication externe.

Maintenant que nous avons justifié Lorry, disons encore que tous les dermatologistes contemporains ont plus ou moins donné leur assentiment au traitement externe.

Ainsi Alibert a préconisé le nitrate d'argent, le calomel, l'acide hydrochlorique, l'iode dans le traitement externe des dermatoses dartreuses, ensuite Émery a introduit l'usage externe du goudron, enfin MM. Boinet, Cazenave ont conseillé l'emploi des pommades au proto-iodure, au bi-iodure de mercure, et d'autres des huiles de cade, d'acajou, etc.

Il est extraordinaire et encore inexpliqué que des médicaments de nature végétale, tels que le goudron, l'huile de cade et d'acajou, puissent produire des effets très-semblables aux effets produits par des agents minéraux, tels que les chlorures et les iodures mercuriaux. Malgré cela, ces derniers nous paraissent avoir mérité la préférence à raison de la sûreté de leur action et de la plus grande facilité à en mesurer les degrés de concentration.

Et maintenant, si parmi ces agents minéraux nous avons choisi de parti pris, après réflexion, l'iodure de chlorure mercureux, il y a pour cela deux raisons : 1° c'est que ce médicament nous a constamment réussi ; 2° que ce composé chimique réunit les trois substances qu'Alibert a préconisées comme les plus *énergiques* et les plus *efficaces* pour la guérison des dermatoses dartreuses.

Après avoir déjà parlé de ce médicament dans nos considérations générales, après y être revenu à l'article traitement, et en avoir prouvé l'efficacité par nos expériences, il ne nous reste plus qu'à faire connaître son mode d'action avec le plus de détail possible.

Mode d'action. — Sous l'influence du nouveau composé administré sous forme de pommade, la peau s'anime, la circulation s'accélère, la chaleur augmente, il y a gonflement, tension douloureuse, toutefois assez supportable pour que les malades ne se découragent pas de ce mode de traitement.

A cette période d'excitation succède une période de calme, une sorte de détente, pendant lesquelles les matières exsudées se dessèchent, tombent et laissent à nu une surface évidemment moins rouge, moins indurée, moins malade.

Une fois la surface détergée, une application nouvelle du topique produit une nouvelle poussée, de nouvelles matières desséchées laissent, après leur chute, une surface encore moins gravement altérée que la première fois.

Après un nombre variable de poussées ainsi provoquées, la peau reprend entièrement son état habituel, sa texture normale.

Le médicament doit être employé itérativement et à des degrés variés de concentration. Seulement, en raison de son énergie, il doit être administré avec discernement et méthode ; autrement il pourrait ne pas être suivi de résultats heureux et même donner lieu à des accidents.

La pommade ne doit être appliquée que sur les surfaces malades. Une seule onction suffit par jour, on la pratique à une heure quelconque de la journée, mais il est préférable que ce soit le matin, la renouvelant pendant trois jours consécutifs. Ensuite on laisse les parties à découvert tant que dure la période de réaction qui suit immédiatement chaque onction. L'application de la pommade est la partie délicate du traitement, car, bien que la couche du topique doive être étendu très-légèrement sur les surfaces malades, on conçoit cependant que cette couche doit varier d'épaisseur suivant que les parties sont plus ou moins animées ou indurées. Il faut faire rapidement l'onction, qui sera bientôt suivie de la réaction que nous avons décrite plus haut. On la laisse se calmer, puis, au bout de huit ou dix jours, la peau se trouve déjà détergée.

On recommence les séries d'onctions, pour les continuer, avec les mêmes alternatives de repos jusqu'à la cure complète de la maladie.

A mesure que les phénomènes de réaction diminuent d'intensité, les poussées deviennent de moins en moins apparentes, et le moment arrive enfin où les onctions, ne provoquant plus aucune exsudation, la guérison est obtenue.

D'ailleurs on peut et l'on doit même faire usage, concurremment avec ce traitement local, des médications dont l'expérience a démontré l'utilité.

Tous les praticiens qui ont l'habitude des maladies comprendront sans peine qu'en raison de la sensibilité, de la facilité de la réaction pour chaque individu, du degré et de l'ancienneté de la maladie, il faille augmenter on diminuer l'action irritante du médicament, et, par conséquent, varier les proportions des substances qui composent les pommades.

A cet égard il nous serait difficile de donner des formules précises, l'habitude seule et un peu de tact en apprendront à chacun plus que nous ne pourrions le faire en entrant dans des détails fastidieux.

Ce qu'il y a à dire de plus général, c'est qu'il faut donner à la poussée une énergie, nous dirons volontiers presque aussi grande que possible, pourvu toutefois qu'on n'aille pas jusqu'à provoquer une véritable vésication, suivie de suppuration, et encore moins l'ulcération du derme. Dans les peaux peu réagissantes, paresseuses, on arrive à provoquer l'excitation désirable en augmentant l'activité du topique. Il suffit de bien connaître l'action physiologique du médicament, ou ce qui n'est pas moins important en pratique, de savoir en graduer et en alterner les doses suivant les degrés d'intensité des maladies, l'âge, le tempérament, le sexe et les autres conditions du sujet auquel on a affaire.

Ayant égard à la sensibilité individuelle, nous avons composé deux degrés de pommade.

On commence toujours par le numéro 1.

Si, après quelques séries (chaque série comprend les trois jours consécutifs d'onctions), ou n'obtient pas ou qu'imparfaitement l'effet attendu on passe au numéro 2, que l'on mélange d'abord par quart, puis par tiers ou par moitié avec le numéro 1.

On arrive facilement au point voulu et graduellement à l'emploi du numéro 2 seul.

Si le numéro 1 donne une excitation trop vive, on atténue son action avec de l'axonge que l'on mélange de manière à obtenir l'effet voulu.

Si le numéro 2 est trop actif, on diminue son énergie en le mélangeant avec le numéro 1.

Ces mélanges, judicieusement exécutés, répondent à toutes les indications.

C'est en appliquant ces principes avec persévérance et avec la seule habileté que donne l'habitude des malades que nous avons pu jusqu'à présent traiter efficacement les dartres les plus graves, et dont la plupart avaient été déjà traitées inutilement par les hommes les plus justement célèbres dans la spécialité des maladies cutanées.

Le traitement topique suffit, dans le plus grand nombre des cas, pour amener en quelques mois le résultat désiré. Cependant il est utile de lui associer le médicament à l'intérieur, sous forme de pilules à la dose de quelques milligrammes chaque, d'une à trois par jour, et rarement davantage.

S'agit-il d'un sujet affaibli, scrofuleux, anémique, l'observation nous a démontré depuis plusieurs années que ce médicament pris à l'intérieur, a la propriété de ranimer la vitalité des organes, principalement celle des voies digestives et urinaires, et chez la femme l'organe de la gestation. Après quelques jours de son emploi, l'appétit se réveille, les fonctions excrémentitielles augmentent d'activité; les garde-robes deviennent plus faciles, plus copieuses, même chez les personnes habituellement constipées; les matières, lorsqu'elles restent dures, sont entourées pendant quelques jours d'une substance muqueuse, comme glaireuse, plus ou moins abondante, ou bien elles deviennent plus molles, mais jamais liquides, comme lorsqu'il y a purgation.

Quelquefois, mais très-rarement, il y a de légères coliques; et comme elles nous paraissent dues à la facilité inaccoutumée des garde-robes, nous n'en tenons aucun compte pour l'administration du médicament que nous continuons à prescrire à la même dose. Ces coliques se dissipent d'elles-mêmes après très-peu de jours.

Le même mouvement d'excitation s'opère du côté des reins; les urines augmentent d'abord, sont épaisses, d'un jaune plus ou moins foncé; puis, en restant toujours abondantes, elles ne tardent pas à reprendre leur coloration naturelle.

La régularité dans les fonctions menstruelles s'effectue plus facilement; les règles insuffisantes deviennent plus abondantes, et l'on voit reparaître celles qui étaient suspendues depuis plusieurs mois. Enfin, les règles qui étaient trop abondantes ou trop fréquentes diminuent et s'opèrent plus régulièrement, et le sang reprend son état normal.

Sous l'influence de la modification profonde que ce médicament produit dans toute l'économie, l'assimilation devient plus intime, plus parfaite, et la réparation générale met bientôt la peau elle-même dans les conditions les plus favorables à l'action de la médication locale.

Ce n'est donc point à titre de *dépuratif* ni de *spécifique* que nous prescrivons l'iodure de chlorure mercureux à l'intérieur, comme certains dermatologues ont bien voulu le faire croire à leurs lecteurs. Nous ajouterons que, contrairement à ce qu'on a écrit sur l'action de ce médicament pris à l'intérieur, nous n'avons jamais constaté aucun accident, tel que *nausées, coliques, vomissements, diarrhées, salivation,* etc. Si ces accidents ont eu lieu réellement, c'est que le médicament a été employé sans tenir compte des contre-indications, ou bien parce qu'il était mal préparé, ce que nous avons eu lieu de vérifier dans plusieurs cas.

Donc, dans notre médication locale expulsive, nous n'avons, en général, nullement besoin de faire intervenir l'usage des purgations répétées, ni des diurétiques, qui n'ont d'autre résultat que de fatiguer les malades, et le plus souvent d'ajouter un nouveau mal au mal déjà existant. C'est, du reste, ce qu'avait déjà observé Lorry, lorsque, en parlant de l'emploi fréquent des purgatifs dans les herpès, il s'exprimait ainsi : « En effet, tout ce qui est puissamment cathartique, une fois porté dans les voies intestinales, n'ébranle pas seulement les organes, ne provoque pas seulement l'excrétion des humeurs, mais dispose à l'inflammation, puis évacue tellement les humeurs, que le corps en maigrit rapidement, et qu'il se produit une soif très-importune, comme le remarque Hippocrate. En outre, Celse dit que le corps ne veut pas qu'on le nourrisse longtemps de cathartique ; car alors les forces tombent, les fonctions s'altèrent, un nouveau mal est ajouté au mal, et souvent, quand le mal est guéri, les malades qui avaient mieux à espérer, courent à une fin funeste. »

« Quidquid enim potenter catharticum est, per amplissimas
« intestinales vias delatum, non organa tantum concutit, non
« humores tantum ad excretionem provoquat, sed fibras etiam
« vellicando atque irritando ad inflammationem disponit, sed
« humorem ita vacuat ut corpus brevi spatio ad macilentiam
« deducat, et sitim, sic notante Hippocrate, importunam af-
« ferat. Prætera, ut ait Celsus, repetito catharticorum usu as-
« suescit non ali corpus. Unde mactantur vires, labescunt
« functiones, malum malo additur, et debellato sæpe malo
« ruunt in perniciem pessimam meliora sperantes ægro-
» tantes. » (Lorry, *De morbis cutanœis*, p. 334.)

En finissant ici l'exposition de notre traitement, nous aurions peut-être à craindre le reproche d'avoir donné à un seul médicament une place trop exclusive dans la thérapeutique des dartres ; mais, rassuré déjà par nos succès, n'avons-nous pas d'ailleurs une justification de notre pratique dans cette pensée profonde de P. Franck, lorsqu'il disait à ses élèves : « Apprenez par mon exemple à vous défier des promesses de la thérapeutique ; quand j'étais jeune, je croyais

avoir cent remèdes différents contre chaque maladie; aujour-
d'hui je prescris le même remède contre cent maladies différentes. »

ALIMENTATION.—Les opinions sur la nature du régime à conseiller dans les cas de dartres ont beaucoup varié suivant les
époques : ainsi dans le siècle dernier nous voyons le lait généralement recommandé, et cela en quelle vue? C'était, disait-
on, pour adoucir la partie âcre des humeurs.

De même, au temps de la doctrine physiologique de Brous-
sais, nous trouvons que le régime atténuant et végétal était en
faveur.

Aujourd'hui encore beaucoup de médecins croient à la nécessité d'une diététique plus ou moins sévère.

Il nous a semblé, au contraire, que pendant le cours du
traitement, tout en excluant les aliments échauffants et les
boissons excitantes, on devait néanmoins prescrire une ali-
mention suffisamment substantielle pour réparer la constitution du malade. Et en cela, nous conformant encore aux
préceptes de Lorry, nous dirons avec lui : « C'est en vain que
l'art vous prêtera un secours efficace si vous ne faites pas
usage en même temps d'une nourriture modérée et non âcre,
mais analeptique (1). »

(1) « At certe frustra tibi ars suppetias feret efficaces, nisi simul victu
« tenui, moderato, non acri, sed analeptico artem adjuveris. (P. 338.)

CAS DE GUÉRISON REMARQUABLES DE DARTRES

Après avoir prouvé d'une manière rationnelle la valeur de notre méthode expulsive, nous allons maintenant la prouver par des faits de guérison.

Ces faits, pris parmi les plus anciens, constatent par leur ancienneté même non seulement que les maladies de la peau les plus variées ont disparu sans récidive ni répercussion, mais encore que chez les sujets qui en étaient atteints la santé générale s'est constamment améliorée.

Ces résultats sont certainement de nature à convaincre les plus incrédules.

OBSERVATION I. — *Eczéma chronique général.*

M. G..., commerçant à Paris, d'un tempérament éminemment lymphatique, a eu dans son enfance des dartres furfuracées, squameuses. Marié très-jeune, il fut atteint, en 1831, à l'âge de vingt-deux ans, d'une angine dite couenneuse, traitée par cautérisation avec le nitrate d'argent.

En 1834, apparut au visage un eczéma qui s'étendit promptement sur le cuir chevelu, puis envahit successivement le cou, la poitrine, l'abdomen, le dos et les quatre membres : tout son corps ne fut plus qu'une croûte. M. G... fut soumis pendant quatorze ans à tous les traitements ordinairement conseillés par les médecins spécialistes de l'hôpital Saint-Louis, et plus particulièrement à ceux de MM. Biet et Cazenave. Ces deux savants praticiens lui ordonnèrent des bains sulfureux, des purgatifs et des *dépuratifs*.

En 1848, la maladie n'avait cédé en aucune façon ; déjà les cheveux, les cils étaient tombés en grande partie.

C'est à cette époque que je fus appelé en consultation par mon honorable confrère M. le docteur Delanglard. Nous tombâmes d'accord sur l'opportunité de l'emploi de notre méthode expulsive contre une maladie aussi rebelle. Comme M. G... habitait un entre-sol mal éclairé, donnant sur une rue étroite, humide, je proposai de placer le malade dans un milieu plus hygiénique pour favoriser l'action du traitement ; on le décida à se rendre à la maison de santé de la rue Marbeuf, où il entra le 13 février 1848.

Voici dans quel état je trouvai M. G... :

Homme de taille moyenne, devenu débile et fort amaigri par ses longues souffrances ; sa constitution paraît profondément altérée : peu d'appétit ; digestions pénibles ; constipation ; pouls régulier, mais pauvre. Le visage est complétement couvert d'écailles assez épaisses, peu humides, brunes, fendillées ; la peau est rouge, très-tuméfiée : gonflement, rougeur des paupières ; chute des sourcils, des cils ; inflammation des conjonctives ; sur le cuir chevelu, les écailles sont plus minces, plus humides, d'une couleur moins foncées. On voit aussi de petites écailles lamelleuses et une sérosité abondante qui dessèche en croûtes épaisses sur les quelques cheveux qui restent vers la nuque et sur les côtés de la tête. Enfin, on aperçoit sur le dos, l'abdomen et les membres de très-larges plaques de dimensions variables, couvertes d'écailles peu humides, plus jaunâtres, qui se détachent assez facilement. Sur ces parties, la peau est moins tuméfiée et moins rouge, mais le malade y éprouve une démangeaison insupportable.

Après huit mois de l'emploi méthodique de notre médication topique, la guérison fut complète. *Dix-sept ans* se sont écoulés depuis, et M. le docteur Delanglard, son médecin, m'affirme que la guérison se maintient.

OBSERVATION II. — *Eczéma chronique partiel.*

Madame L..., d'un tempérament nerveux-lymphatique, âgée de vingt-huit ans, jouissait habituellement d'une bonne santé, lorsque, à la suite d'un chagrin subit et violent, elle fut atteinte d'une perte abondante qui persista longtemps, malgré divers moyens employés pour la combattre. Il en résulta une débilité très-grande à la suite de laquelle, à la fin de 1848, apparut à l'aisselle droite un eczéma qui envahit d'emblée le sein, le cou, l'oreille du même côté. Les mêmes parties, qui furent atteintes plus tard sur le côté gauche, étaient moins malades.

Madame L... employa sans succès divers moyens contre cette affection, qui en peu de temps avait envahi des surfaces assez étendues. M. le docteur Delanglard, consulté alors, se rappelant les heureux résultats obtenus chez M. G..., m'adressa avec empressement cette jeune dame.

D'une taille moyenne et en apparence bien constituée, je la trouvai très-amaigrie ; il y avait une grande altération dans sa santé. Madame L... présentait, sur tout le côté droit, des surfaces excoriées et recouvertes d'écailles épaisses, humides, d'un vert brun, qui envahissaient l'oreille, le cou, l'aisselle et le sein. Le tissu cellulaire de la conque de l'oreille paraissait tuméfié, ce qui gênait un peu l'articulation de la mâchoire de ce côté. Dans l'aisselle, les ganglions lymphatiques étaient très-engorgés. Il existait une démangeaison générale, plus particulièrement incommode aux environs du mamelon.

Au côté gauche, les mêmes parties affectées occupaient moins d'étendue, et les écailles y étaient plus minces, plus sèches, d'une couleur verdâtre moins foncée. Appétit presque nul ; constipation ; sang des règles pauvre.

Madame L... commença le traitement dans le mois de mars 1849. Les premières applications des topiques eurent pour effet immédiat de provoquer une abondante exhalation qui donna lieu, par la dessiccation, à des écailles très-épaisses, dures et brunes. La démangeaison et le prurit qui accompagnent toujours cette dermatose se calmèrent promptement. La malade ainsi soulagée suivit avec exactitude ce traitement, parfois assez douloureux. Elle éprouvait souvent de vives cuissons pendant le travail de l'expulsion. Mais après chaque série d'onctions, les écailles perdent de leur épaisseur, de leur adhérence par la diminution de l'exhalation, et le tissu cutané, profondément modifié, revient peu à peu à son état normal.

Pendant le retour des téguments à l'état physiologique, la santé générale devient meilleure, l'appétit se réveille et le sang des règles indique qu'une réparation se fait dans toute l'économie ; résolution du tissu cellulaire tuméfié de la conque et des ganglions engorgés de l'aisselle droite.

Après un traitement très-actif suivi avec persévérance pendant quatre mois, madame L... obtint une guérison complète qui, d'après le témoignage de M. le docteur Delanglard, persiste encore aujourd'hui après plus de *seize ans*.

OBSERVATION III. — *Eczéma aigu.*

M. E..., architecte du gouvernement, d'un tempérament nerveux et un peu lymphatique, a toujours joui d'une bonne santé jusqu'à l'âge de quarante ans.

En 1844, à la suite de travaux qui lui occasionnèrent de très-grandes fatigues, il apparut quelques plaques squameuses sur les bras, les mains et les jambes. On lui conseilla de prendre des jus d'herbes, des bains de Baréges et des purgatifs. L'affection céda assez promptement à l'emploi de ces moyens.

L'année suivante, M. E... fit une chute de cheval et se fractura l'olécrâne gauche. La vie sédentaire à laquelle il fut condamné pendant plusieurs mois altéra visiblement sa santé. Cependant il ne contracta aucune maladie grave jusqu'en 1850.

Au printemps de cette même année il fut atteint d'un eczéma aigu qui se fixa sur les mains, les doigts et les avant-bras. Quelques plaques squameuses se manifestèrent sur les jambes. Pour apaiser les vives cuissons et les douleurs même qu'occasionnait l'inflammation cutanée des membres supérieurs, on prescrivit des bains généraux de son et des compresses imbibées d'eau de guimauve et de pavot sur les parties affectées. Malgré l'emploi de ces moyens, la maladie se développait activement et envahissait chaque jour de nouvelles surfaces. Appelé alors auprès de M. E..., je constatai l'état suivant :

Tous les doigts, la face dorsale des mains, les poignets et les avant-bras sont rouges, très-enflammés, principalement les doigts. La peau est le siége d'une vive inflammation, et sur les parties malades on voit un grand nombre d'excoriations d'où sort une abondante sérosité lactescente ; au-dessus de la partie moyenne des avant-bras se remarquent des vésicules agglomérées, de la grosseur d'une tête d'épingle, entourées d'un cercle inflammatoire, et contenant une matière blanche transparente. Dès que leur rupture se fait, de nouvelles excoriations apparaissent et l'exhalation sérieuse devient abondante. L'eczéma tend de cette façon à se développer vers les condes, surtout du côté gauche. Lorsque la matière exhalée est assez consistante, elle forme des écailles minces, humides, jaunâtres, mais le plus généralement elle s'épanche en sérosité qui pénètre promptement les linges; des gerçures profondes et douloureuses se forment sur les doigts, les poignets et autour des articulations; enfin, il existe sur les jambes des plaques squameuses variables de forme et d'étendue, couvertes d'écailles minces, sèches, d'un jaune pâle, qui se détachent avec assez de facilité.

La santé générale paraît peu affectée. M. E... a ressenti quelques malaises à l'origine de la maladie, avec perte d'appétit. Aujourd'hui, il n'éprouve plus que de l'insomnie occasionnée par les démangeaisons et surtout les vives cuissons.

Aux applications d'eaux émollientes et légèrement narcotiques sur les surfaces rouges, tuméfiées, humides et douloureuses, je substituai les onctions faites avec la pommade au composé d'iode et de calomel.

La première application du topique augmenta tout d'abord la sécrétion séreuse qui, après quelques heures, prit plus de consistance; en sorte qu'au moment de la détente, les parties qui étaient restées à l'air se couvrirent, par la dessication, d'une légère croûte lamelleuse jaunâtre. A la seconde application, même sécrétion séreuse abondante, un peu plus consistante, formation d'écailles plus épaisses. Enfin, à la troisième application, l'exhalation devient séro-purulente et toutes les surfaces onctionnées sont couvertes d'écailles épaisses, fermes et d'un aspect jaune-verdâtre. Cette première série d'onctions fut très-douloureuse; mais la rougeur des tissus avait diminué, la démangeaison et les cuissons avaient beaucoup perdu de leur intensité. Le malade peut jouir d'un sommeil plus calme, surtout pendant la durée de la couche lamelleuse qui protége les surfaces excoriées; mais cette couche fragile est bientôt brisée par une nouvelle irruption de sérosité, et l'exhalation reparaît accompagnée de rougeur et de cuissons. Pendant la seconde application de la pommade, la matière exhalée, devenue séro-purulente, forma des écailles plus épaisses, plus fermes qui, après leur chute, laissèrent à nu des surfaces humides, mais qui commençaient à pâlir et à s'affaisser. Les excoriations étaient moins apparentes et la couche de matière qui les recouvrait moins séreuse. La démangeaison avait presque entièrement disparu.

Après quelques jours de repos (toujours nécessaires au moins jusqu'à la chute complète des écailles les plus superficielles), une troisième série d'onctions produisit promptement la formation des croûtes squameuses, plus épaisses, plus sèches et d'une couleur brune. Lorsque celles-ci se détachèrent par une prompte dessication, les surfaces malades apparurent peu humides, les excoriations peu visibles et les téguments, dégorgés des produits morbides, n'occasionnaient plus de cuissons ni de démangeaisons.

Pendant que ces changements salutaires s'opéraient sur les mains, les poignets et la partie moyenne et inférieure de l'avantbras, les autres parties qui n'avaient pas été soumises aux onctions se couvrirent de vésicules, devinrent plus rouges, se tuméfièrent, puis les vésicules se gonflèrent et se rompirent en laissant épancher une matière lactescente. On vit apparaître des excoriations et tous les symptômes que nous avons signalés sur les surfaces primitivement affectées. Enfin, la congestion se propageant vers les coudes, les téguments devenaient rouges, sensibles, et de nouvelles vésicules se développaient. L'eczéma semblait vouloir envahir de proche en proche toutes les parties voisines. Il se limita pourtant à la région du coude. Appliqué sur ces nouvelles parties malades, le topique produisit les mêmes phénomènes que j'avais observés sur les parties déjà guéries. Les plaques squameuses qui existaient aux jambes disparurent sans qu'on eût besoin d'y faire aucune application du médicament.

Le traitement interne qui se composa des pilules à la dose de deux par jour et deux cuillerées de sirop dépuratif prises alternativement avec les pilules, suffirent avec le régime réparateur à ramener M. E... à un état de santé très-satisfaisant.

A la suite d'applications répétées trois jours de suite et renouvelées par intervalle de huit à douze jours, suivant l'effet obtenu, l'exhalation morbide a cessé, les excoriations ont diparu ; seulement la peau, quoique revenue complétement à l'état sain, conserva pendant longtemps aux doigts et aux mains comme une espèce de rudesse analogue à celle qu'on observe dans le psoriasis léger, et que Bateman a aussi observée après la guérison de l'eczéma aigü. Après six mois de traitement, M. E... fut radicalement guéri.

Depuis *quinze ans*, il n'a éprouvé aucune apparence de récidive. Sa santé est parfaite aujourd'hui.

OBSERVATION V. — *Eczéma rubrum.* — *Traitement à l'hôpital Saint-Louis pendant près de trois mois.* — *Traitement par la méthode expulsive.* — *Guérison dans un mois.*

Le nommé Trillas, ouvrier chapelier, âgé de trente-cinq ans, a été atteint dans le courant du mois de mars dernier d'une bronchite aiguë, à la suite de laquelle est survenu un *eczéma rubrum* sur les membres supérieurs et inférieurs. Entré à l'hôpital Saint-Louis le 19 avril 1856, dans le service de M. Hardy, Trillas présentait sur les bras et la face dorsale des mains, sur les cuisses et sur les jambes de larges surfaces très-rouges, tuméfiées, avec suintement abondant de sérosité, chaleur vive et démangeaison très-intense. Quelques vésicules étaient apparentes, mais on voyait sur la plus grande étendue des parties affectées les excoriations produites par la rupture des vésicules. Trillas éprouvant encore de la toux, on lui fit prendre de la tisane pectorale, une potion calmante, avec application de cataplasmes de fécule renouvelés jour et nuit. Dès que la toux eut cessée, M. Hardy ordonna une tisane purgative composée de 8 grammes de séné et de 16 grammes de pensée sauvage pour un litre d'eau. Cette tisane, qui fut prise tous les jours pendant environ deux mois, occasionna d'abord de fortes coliques et un grand nombre de selles répétées quelquefois jusqu'à vingt dans les vingt-quatre heures. Plus tard, elle fut mieux tolérée, et ne produisait plus que deux ou trois garde-robes par jour. Indépendamment de cette tisane et des cataplasmes de fécule, le malade prenait tous les jours un grand bain d'amidon. Sous l'influence de ces divers moyens, continués pendant six semaines, il se manifesta peu d'amendement dans l'aspect de l'eczéma. La rougeur, le suintement et la démangeaison persistaient. Deux bains d'amidon par jour furent alors prescrits. Après quelques jours, on put constater une amélioration assez notable. La rougeur avait diminué, le suintement était à peine sensible, et la démangeaison s'était un peu apaisée; mais Trillas éprouvait un grand affaiblissement, bien que son appétit se maintînt excellent. On diminua l'emploi des bains, et on observa de fréquentes recrudescences dans l'état de l'eczéma. Trillas, fatigué du traitement, sortit de l'hôpital le 5 juillet.

A quelques jours de là, je fis la rencontre de ce malade, que j'avais vu fréquemment à la clinique de M. Hardy. Il me dit que son eczéma reprenait chaque jour plus de gravité. Je lui parlai alors de mon traitement, qu'il consentit à suivre.

État actuel. — Je constate sur les bras et sur les cuisses de larges surfaces d'un rouge vif, luisantes et tuméfiées ; quelques-unes de ces surfaces étaient couvertes d'un suintement léger. Le malade y éprouvait une très-vive démangeaison qui le tourmentait principalement la nuit.

Traitement. — Dès les premières onctions faites avec notre pommade, il se manifesta un écoulement de sérosité qui se dessécha au contact de l'air sous forme de croûte lamelleuse d'un brun jaunâtre. La démangeaison cessa presque aussitôt. Après la chute de ces croûtes, le suintement avait disparu, la rougeur et le gonflement des tissus avaient considérablement diminuué.

Trois mois ont suffi pour dissiper tous les symptômes de cet eczéma si tenace. Le topique ne produisant plus de poussée, la peau a repris entièrement son aspect naturel. Cette guérison a été constatée par M. Hardy, et ce qui a surtout frappé ce médecin distingué, c'est l'éclat et la souplesse de la peau, au lieu de la rudesse qui persiste ordinairement, même après la guérison.

Dans ce moment même, après dix ans, Trillas n'a éprouvé aucune récidive.

OBSERVATION V. — *Eczéma généralisé remontant à dix-huit ans. — Emploi infructueux d'un grand nombre de traitements. — Guérison par l'emploi de la pommade à l'iodure de chlorure mercureux.*

Mlle H... est née à Paris en 1833, de parents bien constitués ; son père est mort à l'âge de 72 ans, à la suite de l'opération de la taille ; la mère, d'un tempérament nerveux et sec, jouit d'une excellente santé ; jusqu'à l'âge de 7 ans, Mlle H... est forte, bien portante et fraîche.

En 1840, commence l'apparition d'une affection eczémateuse caractérisée par des croûtes plus ou moins épaisses, très-adhérentes qui recouvrent la tête, les oreilles, les aisselles, Les cheveux, coupés très-courts, facilitent l'application des divers topiques employés. Malgré les soins de plusieurs médecins, l'éruption offre de fréquentes recrudescences, principalement au printemps et à l'automne.

A l'hôpital des Enfants, le médecin consulté prescrit une pommade verte, du sirop antiscorbutique, des bains de sel et émollients, puis de l'huile de foie de morue, enfin le docteur Boniface ordonne des cataplasmes de cresson, pilé avec du beurre, des purgations.

A l'âge de 12 ans, la mentruation s'établit sans accidents, la maladie néanmoins persiste malgré les médications les plus variées.

A l'âge de 17 ans, les croûtes apparaissent moins épaisses, moins adhérentes, accompagnées d'un suintement abondant et de démangeaisons pénibles. L'éruption s'étend sur les côtés du cou. On prescrit une pommade à la suie, des pilules de Morrisson, des tisanes amères, des bains de Baréges.

Sous l'influence de la marche toujours envahissante du mal, la santé générale s'altère profondément. Les symptômes de chloro-anémie se manifestent. M. le docteur baron Larrey ordonne les ferrugineux, le quinquina, le vin de gentiane. A la tête, les diverses parties affectées semblent s'améliorer ; mais les phénomènes eczémateux reprennent bientôt leur prédominance, et l'eczéma localisé jusqu'alors à la partie supérieure du corps, principalement à la tête, s'étend aux jambes ; d'abord autour des malléoles, puis à tout le membre et aux cuisses. Les rémissions du mal sont courtes et restreintes, les jarrets et les mollets en conservent surtout des traces. Pendant l'hiver, où ces apaisements ont ordinairement lieu, des abcès se produisent fréquemment dans les régions inguinales, axillaires et cervicales. Plusieurs sont ouverts, à l'aide du bistouri, par M. le docteur Amédée Forget ; d'autres sont accompagnés de furoncles, d'érysipèles. Pour combattre ces complications fort graves, les médecins prescrivent successivement le sirop de Boyveau, la liqueur de Fowler, l'iodure de potassium et une purgation par semaine.

En dépit de ces diverses médications, le mal progresse toujours, compliqué souvent d'éruptions furonculeuses et d'abcès. La malade tombe peu à peu dans un épuisement fort inquiétant. C'est dans ces conditions que, sur les conseils de M. le docteur Amédée Latour, Mlle H... se confia à mes soins.

Voici l'état de Mlle H... au moment où elle a commencé mon traitement, le 25 novembre 1858 : Une abondante sérosité exsude du cuir chevelu, mouille et colle les cheveux épais, fort longs, mais grêles et se cassant facilement ; les oreilles, depuis longtemps tuméfiées, présentent en avant une surface rouge vif, indurée, suintante et recouverte, dans les endroits les plus affectés, de débris épidermiques. En arrière de la conque, où s'observent des déchirures et des crevasses, la sécrétion morbide est considérable. L'éruption occupe les tempes, les joues, les régions cervicales, et du cuir chevelu descend sur le front. Sur ces divers points, notamment aux joues, sont disséminées sur un fond épaissi, fendillé et squameux, des plaques rouges et humides. Les paupières sont œdématiées; sur leurs bords libres existent des granulations qui occasionnent de la rougeur et des cuissons que la malade tempère en faisant, chaque soir, des onctions avec la pommade de Lyon. Bouffissure de la face, teint cachectique, presque verdâtre.

Les membres ne sont pas épargnés. Depuis trois ans, la jambe droite, très-tuméfiée, est le siége d'un eczéma qui cède et reparaît à des intervalles variés, augmentant d'ailleurs de gravité et d'étendue à chaque récidive. C'est ainsi que, successivement, il a envahi le genou, les cuisses, et que, aujourd'hui, il ne forme, des malléoles à l'aîne et même à l'abdomen, qu'une enveloppe dure, épaisse, rouge foncé, exhalant une abondante sérosité ichoreuse. Cette matière imprègne les pièces du pansement comme un empois, à ce point que les linges, renouvelés plusieurs fois par jour, restent droits et rigides en se desséchant. Souvent cette matière est mélangée de sang; on y trouve aussi des amas de cellules épidermiques dénaturées, informes, amincies, les unes larges, les autres petites. Ces excrétions succèdent à une congestion violente et coïncident avec une démangeaison atroce.

Dans des proportions moindres, mêmes accidents à la jambe gauche. Sauf des îlots isolés sur la cuisse, l'éruption ne dépasse pas le genou. Elle n'a pas non plus, surtout aux malléoles, l'intensité qu'elle affecte au membre opposé. Les tissus sont moins indurés, les plaques moins rouges, les squames plus régulières et plus sèches.

Mⁱˡᵉ H... est obligée de tenir, dans le lit, ses membres inférieurs dans une position fléchie. Elle ne peut marcher que péniblement et en s'accroupissant. L'extension, depuis sept mois, est complétement impossible.

Sous l'empire de cet eczéma si étendu, les fonctions générales languissent: anorexie, peu de soif; pouls régulier, mais petit; insomnie depuis trois ans; règles insuffisantes pour l'abondance et la durée; sang pâle; la constipation, qui est habituelle, résiste souvent aux lavements, voire même aux purgatifs salins. Urines épaisses, jaunes, notamment aux approches des règles. Mⁱˡᵉ H...

n'a pas quitté la chambre depuis deux ans, et les plus grandes chaleurs de l'été ne la garantissent point d'une sensation de froid fort incommode qu'elle éprouve fréquemment par tout le corps.

Les onctions avec la pommade à l'iodure du chlorure mercureux sont d'abord pratiquées sur les oreilles, le cou, les joues, la jambe et la cuisse droites. Dès les premières applications, on voit les phénomènes modifiés suivant le degré d'excitation des parties. Ainsi, la jambe, fortement congestionnée, augmente encore de volume; il s'y produit une rougeur plus foncée et une cuisson très-vive, puis il s'en échappe, en abondance, une sérosité limpide, qui, à mesure qu'elle diminue, s'épaissit, jaunit et se charge de squames. Çà et là naissent des vésicules et des vésico-pustules de peu de durée. A la tête, l'exsudat jaune verdâtre est plus épais; les squames sont larges et adhérentes. Au déclin de la *poussée*, lorsque se calment la chaleur et la cuisson, Mlle H... éprouve une sorte de lassitude qui appelle le sommeil. Les parties alors se détergent, et tendent à recouvrer leur souplesse et leur aspect naturel.

On sait que les onctions ont lieu par séries. Chaque fois, le mouvement médicamenteux détermine les mêmes modifications. Seulement, plus la guérison approche, moins elles sont saillantes, et il arrive un moment où le remède reste sans action : c'est celui où la congestion ayant tout à fait disparu, le traitement et la desquamation n'ont plus de raison d'être.

D'ordinaire, les changements favorables ne se produisent guère instantanément. Chez Mlle H..., l'amélioration se fait d'autant plus attendre, qu'indépendamment de la gravité et l'ancienneté du mal, elle est entravée par des circonstances fâcheuses sur lesquelles nous allons revenir. Cependant, au bout de trois mois, des signes d'un heureux présage se manifestent par le retour des forces et par le rétablissement des principales fonctions. Le sommeil reparaît, l'appétit revient, la constipation cesse, les urines deviennent plus claires, les règles sont plus régulières, plus abondantes; Mlle H... peut étendre ses jambes et marcher dans sa chambre.

On ne tarde pas non plus à constater un fait d'une extrême importance : c'est qu'aux endroits où, sous l'influence du topique, les plaques squameuses se font affaissées et réduites, elles cessent de se rencontrer lors des recrudescences éruptives. Du terrain est ainsi gagné peu à peu. Mlle H... peut sortir, se promener, s'occuper d'affaires sérieuses.

Par malheur, de graves événements survenus dans la famille
l'obligent à suspendre le traitement. Mais, chose remarquable!
tandis que, par suite de fatigues excessives et de tribulations
accablantes, les symptômes s'exaspèrent sur les parties affectées,
les autres demeurent inaccessibles à l'agression pathologique.

Durant cette période, qui se prolonge plus d'une année, Mlle H...
ne fait des onctions que passagèrement et sans méthode pour mo-
dérer la violence des accidents. — Plus tard, en 1861, les embarras
s'étant encore compliqués, toute médication est discontinuée. Ce
n'est que vers la fin de 1864 que Mlle H..., plus libre, peut reprendre le traitement d'une manière suivie. Le succès dépasse
nos espérances, car depuis plus d'un an il n'existe plus de ves-
tiges de cet eczéma si invétéré, si étendu, et qui avait offert aux
médications diverses tant de résistance.

Mlle H... s'est mariée le 20 septembre 1871.

J'ai suivi cette cure avec le plus vif intérêt, et je constate
avec satisfaction que Mlle H... jouit actuellement d'une santé
parfaite et d'un embonpoint satisfaisant. La peau a repris son
aspect naturel, et les cheveux abondants et brillants indiquent
une régénération complète.

Dans le principe, le docteur Rochard avait associé aux onctions les pilules d'iodure de chlorure mercureux et un sirop
dépuratif. Depuis quatre ans, il s'est borné à des prescriptions
hygiéniques et aux applications locales.

Agir directement sur la peau pour guérir une maladie dont
elle est le siége, et modifier favorablement du même coup un
organisme fortement ébranlé, voilà certainement un résultat
thérapeutique des plus remarquables.

Note du Rédacteur en chef de l'Union médicale,
Dr Amédée LATOUR.

OBSERVATION **V**. — *Psoriasis inveterata.* — *Divers traitements su-*
bis sans succès à l'hôpital Saint-Louis et ailleurs. — *Traitement*
par le composé d'iode et de calomel. — *Guérison.*

M. Dissaux (Pierre-Joseph), commis voyageur, né à Zutkerque

(Pas-de-Calais), a été atteint d'un psoriasis à l'âge de vingt-sept ans. Cette affection se montra d'abord sous la forme de plusieurs petites plaques squameuses rouges, assez élevées au-dessus de la peau. Ces plaques s'agrandirent et ne tardèrent pas à envahir successivement le front, les oreilles et une grande partie des joues. D'autres, de même nature, mais de forme et de dimensions diverses, se dessinèrent sur le tronc, et plus particulièrement dans le dos.

Plus tard, les membres inférieures en furent couverts. Toutes faisaient éprouver au malade de vives démangeaisons, surtout après quelques excès de boisson.

La première apparition de ces plaques squameuses remonte á un voyage que Dissaux fit en hiver dans le nord de l'Allemagne, où il éprouva un grand froid et beaucoup de fatigue. Effrayé de la rapidité avec laquelle cette maladie progressait, il consulta un médecin de ce pays. La médication qu'on lui fit suivre n'ayant produit aucun amendement, il se décida à venir à Paris pour réclamer des soins plus efficaces.

Il entra, le 18 octobre 1837, à l'hôpital Saint-Louis, dans le service de M. Biett; ce médecin lui fit prendre, pendant un mois, trois bains par semaine. Les résultats de ce traitement furent presque nuls : les squames, il est vrai, tombaient plus facilement après chaque bain; mais elles se reproduisaient toujours aussitôt après. Les démangeaisons étaient insupportables.

Dans les premiers jours de décembre, M. Biett lui ordonna la solution de Fowler; on commença par 4 gouttes que l'on porta jusqu'à 25, que le malade prit pendant quarante jours. Tant qu'on ne dépassa pas 15 à 20 gouttes par jour, la maladie resta stationnaire. Sous l'influence de doses plus fortes, les plaques s'épaissirent, les squames se brisaient. Mais ensuite la maladie prit un tel développement, qu'il n'existait plus une seule place sur son corps qui n'en fût atteinte; il souffrait horriblement; la peau était enflammée et couverte de crevasses qui laissaient échapper une grande quantité de sérosité purulente : en appuyant le doigt sur le bras, le pus jaillissait en l'air. Des bains simples de deux heures calmèrent bientôt cette cruelle inflammation et diminuèrent les démangeaisons, mais n'atténuèrent nullement la gravité de la maladie. Pendant la durée de ces bains, qui fut environ de deux mois, le malade avait bon appétit; il n'éprouvait aucune souffrance à l'intérieur.

Après ce temps, il fut mis au régime des bains sulfureux, des fumigations sulfureuses ; on lui ordonna pour boisson l'eau d'Enghien. Sous l'influence de ce traitement, qui dura trois mois, la maladie se modifia en partie : les plaques s'affaissaient, les squames se reproduisaient moins épaisses.

Au mois de mai 1838, pendant l'absence de M. Biett, Dissaux reprit la solution de Fowler, en commençant par la dose de 10 gouttes, qu'on éleva progressivement jusqu'à 25 gouttes.

Pendant deux mois il ne survint aucun changement dans la maladie. M. Biett, à son retour, fit suspendre la solution et essaya pour ce malade un régime exceptionnel. Il le mit à l'usage du vin, lui permit de manger à volonté, et lui donna pour tisane une infusion de houblon ; puis, dans le courant du mois d'août, il lui prescrivit de nouveau la solution de Fowler, en commençant par la dose de 20 gouttes, qu'il augmenta jusqu'à 45, pendant deux mois. La maladie disparut comme par enchantement pendant quinze jours. Mais alors Dissaux fut pris de violentes coliques, de vomissements bilieux, et resta malade plusieurs jours. Lorsque les souffrances intérieures cessèrent, il éprouva au pied de vives douleurs qui l'agitaient considérablement ; il ne pouvait rester debout sans être toujours en mouvement. — Des bains simples prolongés calmèrent ces agitations. Enfin, un mieux se manifesta ; mais il avait encore quelques plaques sur l'abdomen et d'autres, très-épaisses, dans le dos. Malgré cette guérison imparfaite, Dissaux reprit sa place de commis voyageur dans la maison de Lyon qui l'avait déjà employé. Un long voyage, de grandes fatigues ramenèrent son ancien mal. Il fut obligé de revenir à Saint-Louis. Des plaques épaisses, squameuses, avaient reparu sur le cuir chevelu, le visage, dans le dos et sur les membres.

Entré de nouveau dans le service de M. Biett pendant le courant de septembre 1839, Dissaux fut soumis à l'action de la liqueur de Van Swieten, qui, après quinze jours, détermina une salivation abondante. On supprima ce médicament ; une pommade térébenthinée lui fut substituée, il n'en obtint aucun résultat favorable. Son état restant à peu près stationnaire, Dissaux fut alors placé comme garçon au service des bains. Mais, après un an, la maladie s'aggrava tellement qu'il fut obligé de cesser cet emploi. Des intérêts de famille l'ayant appelé dans son pays, il y resta quelques mois.

Enfin le 5 juillet 1841, il rentra pour la troisième fois dans le service de M. Gibert, où il resta peu de temps. A cette époque, un médecin étranger était venu expérimenter à Saint-Louis l'hydrothérapie sur les malades atteints d'affections cutanées. Dissaux fut désigné un des premiers pour suivre ce traitement. Après quelques jours, ce moyen perturbateur détermina une enflure considérable des pieds, des jambes et des mains. Ses souffrances étaient horribles; la maladie ne faisait pas de progrès; les squames se reproduisaient aussi vite qu'elles se détachaient, malgré l'action presque continue des bains et des sudations. Les souffrances que le malade éprouvait ne l'empêchèrent pas de suivre ce traitement pendant plus de *cinq mois*. M. Devergie, qui lui donnait alors ses soins, lui fit prendre des bains de vapeur, et employa la pommade de goudron; la maladie se modifia : il ne restait plus que de légères plaques aux cuisses et sur les reins. M. Devergie déclara alors qu'il ne pouvait rien faire de plus, considérant ce psoriasis comme décidément incurable. Dissaux sortit de l'hôpital.

La maladie ayant reparu avec toute sa gravité, il se présenta à Saint-Louis quelques jours après sa sortie : mais cette fois on refusa de le recevoir, parce qu'on était de plus en plus persuadé que sa maladie était incurable. Désespéré de ce pronostic, le malade pensa à retourner dans son pays. Cependant, avant de quitter Paris, il se présenta chez quelques-unes de ses connaissances; il s'aperçut partout que son affection inspirait un invincible dégoût, ce qui le jeta dans le plus profond désespoir. Passant un jour sur le pont Saint-Michel, l'idée du suicide s'empara de son esprit; il allait y succomber, lorsque la vue de quelques agents de police suspendit sa détermination, et ne se sentant pas maître de lui-même, il se fit arrêter par ces mêmes agents comme vagabond. C'est à cette circonstance que je dois d'avoir rencontré Dissaux à la prison des Madelonnettes, où je remplis les fonctions de premier médecin adjoint.

Je vis en lui un homme jeune encore, d'une taille élevée; le développement de sa charpente osseuse annonçait une forte constitution, quoique l'état de souffrance où il était depuis plusieurs années l'eût considréablement amaigri. Son visage exprimait la plus profonde tristesse. Une grande partie du cuir chevelu était couverte de squames dures, épaisses, d'un blanc mat, principalement sur le devant de la tête. Le front et les joues étaient parsemés de plaques plus petites, les squames étaient plus minces. Des plaques blanches très-larges et de forme variable occupaient les cuisses, la partie antérieure des jambes, les coudes et les genoux en étaient entièrement couverts. Depuis la nuque jusqu'au sacrum, toute la partie postérieure du tronc était parsemée de plaques blanches, épaisses, assez grandes et de formes très-diverses; quelques-unes de même aspect se voyaient sur la poitrine. Il n'en existait pas sur l'abdomen. Enfin, d'autres plus dures et plus sèches, quoique plus petites, avaient leur siége sur la face dorsale des mains. L'appétit était presque nul, les digestions se faisaient péniblement; il y avait évidemment un état de langueur dans les voies digestives. Le pouls régulier était faible; insomnie; démangeaisons parfois insupportables.

En présence d'une maladie aussi grave et aussi opiniâtre, je tentai l'emploi de notre médication.

Après huit mois de traitement, je parvins, par l'emploi méthodique du topique sur les parties affectées, à guérir ce psoriasis si rebelle. La santé de Dissaux était devenue excellente; il avait repris un embonpoint notable et retrouvé toute son énergie. Avant de quitter Paris, il vint me remercier, me promettant bien de revenir si une nouvelle récidive apparaissait. Depuis le 23 septembre 1843, je ne l'ai pas revu.

OBSERVATION VI. — *Psoriasis guttata et circinata (lepra vulgaris de* Willan). — *Herpès furfureux circiné* d'Alibert. — *Dartre furfuracée arrondie.* — *Divers traitements subis sans succès à Saint-Louis et ailleurs.* — *Traitement par la méthode expulsive.* — *Guérison.*

Deschaume (Henri), âgé de vingt et un ans, garçon coiffeur, est né à Romorantin (Loir-et-Cher), de parents sains. Ce jeune homme, d'un tempérament sanguin, a eu dans son enfance une pleurésie grave et la fièvre scarlatine. A l'âge de onze ans, quelques taches de psoriasis se montrent aux genoux, aux coudes et sur les parties externes et dorsales des mains. Ces taches, quoique disparaissant quelquefois, envahissent toujours d'autres parties à chaque apparition nouvelle.

A l'âge de treize ans, le sporiasis s'étant fixé définitivement sur les mains, Deschaume commence un traitement avec la pommade au goudron, qui fut employée pendant huit mois sans succès. Malgré la persistance de la maladie, Deschaume ne suit aucun traitement pendant deux années consécutives. Vers l'âge de seize ans, il essaye, mais inutilement, des pilules de fleur de soufre, une pommade soufrée, des bains simples. Longtemps après la cessation

de ce dernier moyen, le psoriasis disparaît pendant trois mois ;
puis le mal revient, et se propage avec une si grande intensité
que Deschaume se décide enfin à entrer à l'hôpital Saint-Louis,
le 7 août 1855, dans le service de M. Cazenave. Deschaume avait
alors dix-huit ans environ ; ses mains et ses doigts étaient couverts
d'épaisses plaques psoriasiques qui le mettaient dans l'impossibilité de se livrer à aucun travail manuel, ni même de couper son
pain. Il existait aussi de larges plaques squameuses aux coudes
et aux genoux. M. Cazenave prescrit la solution de Pearson, la
pommade au goudron, puis l'huile de cade. Ces moyens n'amenèrent aucun résultat ; Deschaume, désespéré de voir son mal s'aggraver et se propager même sur la poitrine et sur le dos, sort de
l'hôpital après cinq mois d'un traitement infructueux.

Le 18 janvier 1856, Deschaume entre de nouveau à l'hôpital
Saint-Louis, salle Henri IV, n° 43, service de M. Hardy, qui diagnostique un *psoriasis guttata* et circiné généralisé. Ce médecin
ordonne la solution de Fowler. Mais dix jours après, Deschaume
*montre qu'il est atteint d'une blennorrhagie ; le baume de copahu
lui est administré à la dose ordinaire, et pendant quelques semaines le psoriasis s'amende notablement, puis le mieux s'arrête* (1).

On revient à la préparation de Fowler, qui ne produit aucune
amélioration. J'ai eu occasion d'observer ce malade dans le service de M. Hardy, vers la fin d'avril. A ce moment, on commençait l'emploi de la pommade au proto-indure de mercure, et, après
six semaines, je puis constater que cette pommade n'avait amené
aucun changement notable dans la maladie. Enfin, des bains de
vapeur, pris alternativement avec des bains d'amidon, n'empêchent pas le psoriasis de s'aggraver et même de s'étendre. D...,
plus désespéré que jamais de voir sa maladie résister si opiniâ-
trement à toute médication, sort de l'hôpital le 26 juin.

Il vient me consulter, et, sur ma demande, M. Nélaton veut bien
le recevoir dans son service, où je traitais déjà d'autres sujets atteints de maladies cutanées, que cet éminent professeur avait
confiés à mes soins.

État actuel. — D... présente sur les mains et sur les doigts, aux
coudes et aux genoux, de larges plaques sqameuses, épaisses,
dures, sèches, d'un blanc mat et de forme variable, tandis que sur
les membres supérieurs, la poitrine, le dos et même l'abdomen,

____

(1) Thèse de M. le docteur Dupuy, *Traitement du psoriasis par le
baume de copahu,* première observation.

il se voit des taches rouges orange couvertes de squames blanches et parsemées çà et là sous forme *guttata* et, de plus, se dessinent d'autres plaques, de même couleur, larges de 2 à 3 centimètres. Celles-ci représentent des segments de cercle très-nom-
breux qui, en se confondant entre eux, donnent lieu à des dessins
très-bizarres. L'état général de la santé est excellent.

D... est soumis à l'application de la pommade dès le 9 juillet:
d'abord les mains, les avant-bras, les bras sont attaqués successivement; on laisse les parties onctionnées à l'air libre, tant que
dure la réaction, et lorsque tous les phénomènes de la *poussée* ont
cessé, on recommence une nouvelle série d'applications.

Après six semaines de l'emploi méthodique de la pommade, on
peut constater sur les mains et sur les membres supérieurs une
amélioration très-notable. La flexion des doigts devient facile, les
plaques sont moins saillantes, d'un rouge moins foncé, et les
squames sont moins épaisses. Puis les plaques circinées du dos
et de la poitrine étant traitées de la même manière, on les voit
bientôt diminuer d'épaisseur et d'étendue, et les plaques disparaître en partie.

Le 15 octobre, l'amélioration marchait rapidement, lorsque D...,
obligé de se rendre auprès de sa mère gravement malade, sort de
l'hôpital des Cliniques. Il cesse tout traitement pendant environ trois mois. Après ce temps, de retour à Paris, D..., satisfait
de l'amélioration qui s'était maintenue aux mains, se place en
qualité de garçon coiffeur et reprend en même temps son traitement. Mais, éprouvant des difficultés à se soigner dans cette nouvelle condition, D... se décide à entrer à l'hôpital de la Charité,
le 20 août 1857, dans le service de M. C. Bernard, où je donnais
des soins à d'autres malades.

Les onctions reprises avec régularité, n'ont point tardé à déterminer des modifications satisfaisantes sur ce psoriasis si rebelle;
chaque jour on peut constater une diminution dans l'étendue,
l'épaisseur et la coloration des plaques squameuses, *guttata* et
circinées; et, lorsque les plaques ont disparu, la peau reprend
son aspect naturel et sa souplesse.

Le 21 décembre, D... sort de la Charité dans un état de guérison très-avancé. On n'aperçoit plus que quelques petites taches
peu colorées aux genoux et sur les mains. Les plaques circinées
du dos, de la poitrine et des membres supérieurs sont complète-
ment guéries.

Le 16 janvier 1858, j'ai montré D... à M. Hardy, à la consultation de l'hôpital Saint-Louis, et ce médecin a constaté l'heureux résultat du traitement.

D... quitte Paris, et, le 26 avril 1858, je reçois de Blois une lettre de lui, dans laquelle il me témoigne toute sa reconnaissance, et termine en ces termes : « Je dois vous dire aussi, Monsieur, qu'à ma satisfaction et à votre gloire (*sic*) mon psoriasis est complétement anéanti. »

A cette occasion, je rappellerai que M. le docteur Dupuy, ancien interne de M. Hardy, s'était un peu trop hâté de juger le résultat de notre traitement, lorsque dans sa thèse inaugurale (14 février 1857) il cite le cas de Deschaume, et qu'il s'exprime ainsi : « *Le malade sort le 26 juin 1856, il se met entre les mains de M. Rochard, et, selon toute apparence, sans succès. Le psoriasis présentait d'ailleurs une des formes les plus graves qui se puissent voir.* »

Nous ajoutons que M. Dupuy a été témoin de la guérison pendant son internat à la Charité.

OBSERVATION VII. — Pityriasis de la face.

Dans le courant de l'année 1850, M. T..., propriétaire, âgé de quarante-cinq ans, d'un tempérament sanguin lymphatique, vit apparaître au milieu de la joue gauche de petits points papuleux qui se couvraient promptement de squames adhérentes, très-fines, ressemblant à de la farine ; cette desquamation furfuracée s'étendait chaque jour sans démangeaison ni rougeur.

En 1854, M. T... consulte M. le docteur Gibert, qui ne lui ordonne que des bains sulfureux. Ce moyen ne produit aucun effet.

En 1855, d'après les conseils du docteur Costa, M. T... prend chaque jour, pendant quelque temps, une cuillerée de solution de sublimé et il fait avec le même médicament des lotions sur les parties malades. Une amélioration se manifeste bientôt, et pour hâter la cure le docteur Costa envoie le malade aux eaux d'Aix en Savoie, où une saison de vingt et un jours suffit pour faire disparaître ce pityriasis si rebelle.

Mais, deux mois après, la joue se couvre de nouveau de squames blanches et fines.

Ceci se passait en 1856 ; pendant le cours de cette rechute survient chez M. T.., un engorgement au testicule gauche. A ce sujet c'est M. Jobert (de Lamballe) qui est consulté. L'éminent professeur juge cet engorgement de nature syphilitique et prescrit en conséquence des bains cinabrés ; ceux-ci réussirent à faire disparaître complétement l'engorgement dans l'espace de deux mois. M. Jobert, croyant alors que le pityriasis dont M. T... était atteint depuis si longtemps pouvait se rattacher au principe syphilitique, lui conseille de continuer encore quelque temps les bains cinabrés. Mais ces bains ne produisirent pas les mêmes effets pour le pityriasis, lequel, fixé depuis six ans sur la joue gauche, envahit la joue droite avec propension à se porter sur les parties voisines.

En 1857, M. T... entendant parler de notre méthode de traitement, se décide à nous consulter en mars 1858. Alors les deux joues, les oreilles, les lèvres et le menton sont complétement couverts de petites squames blanches, très-fines, peu adhérentes. M. T... n'éprouve que peu de démangeaison, et la santé générale est excellente.

Les onctions faites avec méthode et persévérance, M. T... a bientôt la satisfaction de voir disparaître entièrement la maladie après quelques mois de traitement.

Huit ans se sont écoulés depuis lors, et M. T... n'a éprouvé aucune récidive.

Observation VIII. — *Pityriasis versicolor.*

Mademoiselle Camille M..., âgée de vingt-sept ans, née à Paris, de parents sains, est d'une belle constitution, bien qu'elle ait eu dans son enfance quelques engorgements lymphatiques. A l'époque de la puberté elle a été atteinte d'un goître peu prononcé, qui a disparu sous l'influence de préparations iodurées.

Mademoiselle M... éprouva à l'âge de vingt-deux ans des chagrins domestiques qui occasionnèrent d'abord des troubles dans les voies digestives, et ensuite on vit apparaître sur le visage des taches d'un jaune safrané. Ces taches, d'une coloration uniforme, généralement petites, disséminées, occupaient le front et les joues. La variété de leur forme donnait au visage un aspect bizarre.

D'autres taches se montrèrent successivement sur le cou, la poitrine et les bras ; elles étaient plus larges, plus proéminentes que celles du visage. Quant à leur coloration, elle était tantôt brune, tantôt jaunâtre plus ou moins claire; enfin ces taches étaient accompagnées de prurit et d'une desquamation furfuracée. La santé de mademoiselle M... était, du reste, parfaite.

La médication antérieurement employée n'avait consisté qu'en application d'une pommade au goudron et en bains sulfureux. Sous l'influence de ces bains surtout, pris en grand nombre, les taches disparurent plusieurs fois, mais elles ne tardèrent pas à reparaître dès que mademoiselle M... en avait cessé l'usage.

Cette alternative de guérison et de rechute semblait devoir se prolonger indéfiniment, lorsque j'eus occasion d'être consulté par mademoiselle M...

Après examen, mon premier soin fut de prescrire la pommade au composé d'iode et de calomel.

Les premières onctions, appliquées le 5 mai 1854, produisirent sur les parties maculées d'abord une vive excitation, puis une coloration plus foncée de l'épiderme, et enfin une desquamation furfuracée abondante.

Après la chute de ces petites pellicules épidermiques, les taches pityriasiques prirent une teinte de plus en plus claire.

Neuf séries de trois onctions appliquées à intervalles convenables eurent pour résultat de faire diminner, puis disparaître graduellement, soit la coloration, soit l'étendue et le nombre des taches pityriasiques. La peau reprit alors son aspect naturel, et il y eut guérison définitive.

Depuis douze ans mademoiselle M... n'a point éprouvé de récidive.

OBSERVATION IX. — *Lichen simple.*

M. Jules B..., âgé de vingt-deux ans, étudiant en droit, né à Niort, département des Deux-Sèvres, est d'un tempérament lymphatico-nerveux très-prononcé. En 1852, il voit apparaître de petites papules sur le cou et les avant-bras, lesquelles étaient accompagnées de vives démangeaisons. Ces papules deviennent chaque année plus nombreuses et envahissent successivement le visage, le tronc et les membres supérieurs. On employa vainement les moyens les plus usités et les plus énergiques, tels que pommade au goudron, bains de Baréges pendant deux saisons, des préparations cantharidées et arsenicales. C'est alors que le médecin de M. Jules se décida à le traiter par notre méthode. N'obtenant cependant que peu de changement, il engagea son malade à venir nous consulter.

Le 24 avril 1857, nous constatons sur la face et en particulier sur les joues, le front, les paupières, des papules disposées en

groupes et formant des plaques rugueuses, d'un jaune brun, avec
légère desquamation furfuracée, et de plus on voit sur le cou, le
tronc et les membres, ces mêmes groupes de papules formant des
plaques variables de forme et d'étendue. Remarquez que ces
plaques offrent des teintes différentes, suivant le degré d'ancienneté des papules. M. Jules n'éprouve que peu de démangeaison, la peau est sèche et rude. La santé générale est bonne et
l'appétit excellent.

Sous l'influence des onctions faites avec méthode sur tous ces
points divers, nous avons observé les phénomènes suivants : les
papules les plus récentes deviennent rouges, s'enflamment et donnent lieu à une légère exsudation séreuse qui se dessèche bientôt
sous forme de croûtes. Après la chute de ces croûtes, les plaques
sont visiblement affaissées. Les plus anciennes se tuméfient sans
changer de couleur, et à la place de l'exsudation séreuse on voit
une desquamation d'abord très-abondante, puis de plus en plus
légère, laquelle enfin cesse complétement après la disparition des
papules ; la peau reprend alors son aspect naturel et toute sa souplesse.

Depuis le 20 novembre 1857, M. B... n'a pas eu de récidive.

OBSERVATION X. — *Lichen chronique rebelle de la face.*

Mademoiselle L..., couturière, âgée de vingt-sept ans, d'un
tempérament lymphatique nerveux, a eu dans son enfance une
rougeole légère. Placée très-jeune en apprentissage dans le commerce de nouveautés, elle eut à supporter beaucoup de fatigues et
à souffrir d'une nourriture insuffisante. Elle se développa néanmoins sans éprouver de maladie, mais conservant toujours une
santé délicate. Vers l'âge de vingt-deux ans, des pertes fréquentes
affaiblirent considérablement sa constitution, et ce fut un an après
que, sous l'influence de l'altération de sa santé, apparut la maladie
herpétique. En 1851, vers le mois de mai, mademoiselle L.... s'a-
perçut qu'elle avait sur le front et les joues de petites lamelles
blanchâtres qui tombaient assez facilement, puis des papules agglomérées, les unes blanches, les autres rouges, accompagnées
d'un prurit constant fort incommode. Voyant la maladie persister
et s'aggraver, mademoiselle L.... consulta M. le docteur Tenain,
qui lui ordonna de fréquentes purgations avec l'huile de ricin, du
sirop dépuratif et une pommade de goudron. Ce traitement suivi

avec persévérance pendant quatre mois, contribua beaucoup à affaiblir la malade, et n'apporta aucune modification favorable dans l'affection locale, qui prit au contraire un caractère plus grave en s'étendant davantage et avec plus de rougeur. Après ce premier essai, mademoiselle L.... demanda des conseils à M. le docteur Caffe, qui prescrivit des lotions et des bains artificiels de Baréges, une pommade soufrée, un régime doux. Au bout de deux mois de l'emploi de ces moyens, il survint une excitation cutanée qui augmenta promptement le volume des papules, lesquelles, pour la première fois, devinrent confluentes et laissèrent, principalement sur les joues, de légères croûtes.

Mademoiselle L...., effrayée de voir le mal prendre cet aspect, s'adressa à M. le docteur Laborie, qui changea de modificateur et prescrivit l'iodure de potassium dans la tisane de saponaire, des lotions iodurées, puis de grands bains simples, un régime doux. Après l'usage de ces préparations iodées employées méthodiquement pendant quatre mois, mademoiselle L.... vit apparaître un amendement notable dans son état; les croûtes avaient entièrement disparu, les papules, moins nombreuses, avaient perdu de leur rougeur, et le prurit était moins intense. Cette amélioration se soutint tout le temps que mademoiselle L.... put garder le repos: mais obligée de reprendre ses travaux dans un magasin de commerce, la maladie reparut avec une nouvelle intensité. Papules nombreuses, rougeur, prurit insupportable.

C'est alors que mademoiselle L.... consulta M. le docteur Cazenave, qui lui prescrivit un traitement qui consistait, d'après ses souvenirs, en lotions avec une eau rouge, en grands bains simples, en potions à prendre par cuillerées à bouche. Après six semaines de l'usage de ces moyens, mademoiselle L.... n'éprouva aucun changement appréciable dans l'état de son visage. Désespérée alors de voir un mal aussi opiniâtre, elle eut recours à la médecine homœopathique, qui échoua complétement contre ce lichen.

Mademoiselle L..., quoique inquiète de l'avenir et lassée de ses différentes tentatives, ne suivait plus depuis longtemps aucun traitement, lorsqu'une personne, témoin de la cure d'une couperose ancienne que j'avais faite, l'engagea à venir me consulter. Nous étions alors ou mois d'octobre 1853.

Etat actuel. — Mademoiselle L.... est d'une taille moyenne, trèsamaigrie. Elle présente sur le milieu de la joue droite une plaque de croûtes brunes assez dures, s'étendant d'une manière irrégulière vers le nez, au-dessous de l'orbite. Autour de cette plaque croûteuse on remarque des papules plus ou moins enflammées. La malade ressent un prurit intense principalement la nuit. Sur la partie de la joue où cessent d'apparaître les papules en forme d'aspérités dures, la peau prend une teinte de gris sale et un aspect terreux. Sur la joue gauche le lichen a moins d'étendue et se traduit par quelques papules confluentes, les unes rouges, et d'autres de la même couleur que la peau, faisant seulement saillie à sa surface. On remarque sur le front, entre les deux sourcils, ces mêmes variétés de papules. Aux angles externes des paupières existent des plaques rouges assez étendues, sur lesquelles se manifestent quelques papules peu apparentes accompagnées d'un prurit intense.

Mademoiselle L.... est mal réglée, elle éprouve souvent des pertes qui la maintiennent dans un état de faiblesse. Le ventre est ballonné, dur, sensible. Constipation opiniâtre; peu d'appétit.

Après trois mois de l'emploi du traitement local, toutes les parties affectées furent complétement guéries. La peau avait repris son aspect naturel. J'ordonnai de plus des pilules administrées à l'intérieur, d'une à trois par jour, et continuées pendant tout le temps du traitement en alternant avec un sirop dépuratif approprié à l'action du médicament; et grâce à un régime fortifiant auquel je soumis mademoiselle L...., elle a retrouvé une santé parfaite. Les pertes ont cessé, les règles se sont rétablies convenablement; le volume du ventre a diminué en reprenant sa souplesse, et la digestion, devenue meilleure, amena une réparation très-satisfaisante et très-prompte dans sa constitution. Ce résultat est très-remarquable, parce que depuis onze ans que la guérison du lichen est obtenue, mademoiselle L..., malgré les fatigues incessantes de son travail de couturière, non-seulement n'a pas eu de récidive, mais continue à jouir d'une bonne santé.

OBSERVATION XI. — *Prurigo.*

M. A..., âgé de trente-deux ans, clerc d'avoué, d'une forte constitution, était tourmenté depuis trois ans par de vives démangeaisons qu'il éprouvait principalement aux cuisses et aux jambes; des bains alcalins et sulfureux, des pommades à l'huile de cade et au goudron, ne produisirent que des soulagements momentanés.

Consulté par M. A:.., le 22 avril 1855, je constatai sur les cuisses et les jambes un grand nombre de papules larges, peu saillantes, ayant la même teinte que la peau saine. Quelques-unes de ces papules étaient couvertes d'une petite croûte noirâtre, et l'on observait des sillons, indice du grattage auquel le malade ne pouvait s'empêcher de se livrer à cause de la violence de la démangeaison. Quant à la coloration des petites croûtes sanguines, elle présentait des nuances variées suivant leur ancienneté, et de plus autour de quelques papules, on remarquait une desquamation légère de l'épiderme.

Les premières onctions du topique produisirent chez le malade une très-vive excitation, laquelle eut pour résultat d'arrêter la démangeaison, naguère insupportable. Les papules larges que nous avons signalées devinrent d'abord plus saillantes, puis s'affaissèrent. Quant aux petites croûtes noirâtres qui couvraient les papules, elles se détachèrent facilement, et l'on vit à leur place se former une légère desquamation.

Après six séries d'onctions faites sans interruption, M. A... a vu s'effacer progressivement toutes les papules, et la peau reprendre son aspect normal. La démangeaison, qui avait beaucoup diminué pendant le traitement, ne disparut définitivement qu'après qu'on eut continué les onctions encore quelque temps.

Onze ans se sont passés depuis lors, et M. A... n'a point éprouvé de récidive.

OBSERVATION XII. — *Prurigo pudendi muliebris.*

Madame Gav..., âgée de cinquante-quatre ans, tempérament lymphatico-nerveux, éprouvait depuis six ans, époque de sa ménopause, une démangeaison intolérable à la partie supérieure et interne des cuisses et à la vulve.

Des pommades au calomel, à la glycérine, des cautérisations à l'azotate d'argent, des bains sulfureux et alcalins, furent inutilement employés pour guérir cette maladie.

Consulté par madame G...,, le 25 juin 1857, je constatai à la partie interne et supérieure des cuisses et sur la vulve de larges papules peu saillantes, ayant la même coloration que la peau, et offrant au toucher une dureté notable. La membrane muqueuse du vagin était d'un rouge foncé; quelques papules se trouvaient excoriées, comme c'est le cas le plus ordinaire, par l'action des ongles. Le prurit était continuel, avec exaspération surtout le soir; la malade ne pouvait dormir qu'après s'être livrée à des manœuvres de grattage qui amenaient un apaisement du prurit dès que quelques gouttes de sang avaient apparu.

Des applications souvent répétées de la pommade déterminèrent bientôt de très-vives excitations, à la suite desquelles la malade éprouva une diminution très-notable de la démangeaison : dès ce moment elle cessa de se gratter avec fureur, les papules, devenues plus saillantes, laissèrent échapper une sérosité qui se concréta en croûtes minces et jaunâtres ; après la chute de ces croûtes les papules s'affaissèrent et disparurent complétement.

Après trois mois de traitement les parties affectées avaient repris leur aspect naturel, la peau n'était plus épaisse et n'offrait plus de papules ni de dureté, seulement la démangeaison persistait, et ne cessa définitivement qu'après quelques mois encore de l'emploi du médicament. — Point de récidive.

OBSERVATION XV. — *Acné sébacée fluente.*

Madame de C..., âgée de quarante ans, d'un tempérament très-lymphatique, a été affectée dans son enfance de gourmes abondantes sur les joues, d'engorgements des glandes cervicales. Réglée à l'âge de douze ans, elle devint chlorotique à quinze ; on la traita alors par les ferrugineux et les bains froids. Puis, pour combattre des engorgements axillaires qui se renouvelaient fréquemment avec de vives démangeaisons, et qui se terminaient par suppuration, on employa l'iodure de potassium, les purgatifs et les bains de Baréges. Madame de C... fut mariée à l'âge de vingt ans ; elle eut une grossesse qui sembla améliorer sa santé ; ses couches furent heureuses ; mais, quelque temps après, il survint une hypertrophie considérable du col de l'utérus qui se dissipa très-lentement à la suite de cautérisations répétées et d'un repos prolongé.

Il y a quatre ans environ, en sortant du bal, madame de C..., saisie par le froid à la tête, éprouva des douleurs céphalalgiques assez vives qui durèrent quelques semaines. Puis, dès que ses douleurs eurent cessé, madame de C... s'aperçut que son teint devenait terne, que la peau du visage était plus épaisse, et qu'elle se couvrait, surtout le matin, d'une matière grasse. Cette matière prenait quelquefois une teinte noire. Malgré les soins hygiéniques, l'usage des lotions ammoniacales, du tannin et des douches

froides et l'emploi des cosmétiques les plus vantés, la maladie
continuait à persister.

Une personne que nous avions guérie d'une couperose rebelle
engagea madame de C... à nous consulter.

État actuel. — Madame de C... a l'apparence d'une bonne santé,
son teint est terne, la peau du visage est épaisse, grasse ; les
joues, le nez, les lèvres sont tuméfiées ; on aperçoit très-nettement
sur ces parties les orifices entr'ouverts des conduits excréteurs
sébacés, d'où s'écoule constamment une matière huileuse. Cette
hypersécrétion fluente est plus abondante le matin, et lorsque
madame de C... se trouve dans un endroit chaud, au spectacle,
au bal.

La peau du front est aussi très-épaisse, mais elle est sèche et
dure ; sa coloration est brune, les mouvements qui se font sur
cette partie sont pénibles et parfois douloureux.

Après cinq séries de trois jours consécutifs de l'application du
topique, aucun suintement sébacé n'apparaît, la peau du visage
reprend son aspect normal et celle du front toute sa souplesse et
sa coloration naturelle.

Le traitement interne a consisté principalement dans l'administration des pilules, à la dose de trois ou quatre par jour, et des
bains salés aromatiques. Guérison depuis cinq ans.

OBSERVATION XVI. — *Acné sébacée concrète.*

M. de P..., âgé de vingt-huit ans, d'un tempérament lympha-
thique, a eu dans son enfance des engorgements glandulaires au
cou, qui se dissipèrent sous l'influence de l'huile de foie de morue à haute dose et des bains de mer. En 1848, sur les ailes du
nez, il vit apparaître quelques petites squames adhérentes, blanchâtres, peu épaisses. M. de P... les arrachait, et une fois enlevées, elles restaient quelques temps sans se reformer. Le teint
était naturel, cependant il remarquait que la face, et particulièrement le nez, devenaient rouges par l'action du froid.

Au printemps de 1854, la maladie fit des progrès sensibles ; à la
fin de l'été, la peau du visage, indépendamment de petites
écailles, se couvrit d'une matière grasse qui, en se desséchant,
formait de véritables croûtes brunâtres. M. de P... employait une
pommade de concombre pour les faire tomber. Comme elles se
renouvelaient, et qu'il les arrachait sans cesse, la peau prit plus

d'animation ; des chaleurs et des démangeaisons incessantes excitaient M. de P... à y porter la main. Par moments, la maladie se dessinait sur les joues et sur le nez par de larges plaques rouges. Vers le mois d'octobre de la même année, M. de P... commença à suivre sérieusement le traitement suivant : bains de Baréges, de vapeur, lotions ammoniacales, tisane de houblon à laquelle ou ajoutait du bicarbonate de soude.

Ce traitement fut suivi avec assiduité pendant plusieurs mois ; il eut pour résultat de faire tomber plus facilement les croûtes squameuses et de faire disparaître les chaleurs et les démangeaisons, qui cependant se renouvelaient dès qu'il se trouvait exposé aux transitions brusques de la température. Malgré ces moyens, la maladie persista, et même elle envahit les sourcils, le front et légèrement le menton.

Au mois de mai 1855, je commençai à donner mes soins à M. de P...

Etat actuel. — On trouve sur les joues et sur le nez une couche de matière sébacée d'apparence squameuse, grise, adhérente et plus épaisse que celle qui se voit sur le front et sur les sourcils, et elle est très-mince au menton.

Lorsque les squames de cette couche tombent, la peau apparaît très-épaisse, un peu rouge, humide, les orifices des canaux excréteurs sont notablement dilatés, principalement sur les côtés du nez et sur les joues. Tuméfaction générale de la face.

Les premières onctions ont suffi pour produire une poussée très-considérable de matière jaune verdâtre, ressemblant à une purée de pois, qui couvrit tout le visage et qui prit une teinte bronzée en se desséchant ; la chute de cette matière eut lieu après sept jours. Le gonflement de la face avait seulement diminué, les parties affectées restaient avec la même apparence.

Dans les autres séries d'onctions, on constate d'une manière régulière une diminution sensible dans tous les phénomènes de la maladie. La matière exhalée par l'action expulsive du médicament prend une coloration plus claire, devient blanche au fur et à mesure que l'hypersécrétion se tarit ; les squames, de plus en plus petites et sèches, tombent facilement ; enfin, les orifices des conduits excréteurs s'effacent, la peau reprend son état naturel, et le point devient plus clair et plus uni.

Le traitement interne a consisté en pilules, au nombre de trois par jour, alternées avec un sirop sudorifique, et un régime fortifiant. Guérison depuis onze ans.

OBSERVATION XVII. — *Acné sébacée concrète squameuse.*

Mademoiselle G..., âgée de vingt ans, tempérament éminemment lymphatique, a eu, à l'âge de huit ans, des gourmes aux oreilles et une conjonctivite granuleuse. Auparavant elle était sujette à des diarrhées fréquentes, et depuis elle fut successivement atteinte de la rougeole, de la petite vérole, de la coqueluche, maladies qui se développèrent avec intensité.

Vers l'âge de douze ans, l'acné sébacée a commencé à se manifester par de petites pustules qui se sont promptement accrues en nombre et en volume. La peau s'est épaissie, est devenu terne, puis un épanchement continu de matière grasse s'est fait sur tout le visage et le cuir chevelu. Cette matière, en se desséchant, formait des squames très-épaisses, humides, très-adhérentes, de couleur brune, qui se détachaient très-difficilement et même d'une manière incomplète avec les lotions alcalines. Cette maladie a persisté ainsi pendant plusieurs années, malgré les bains alcalins, les bains sulfureux, l'huile de foie de morue, les ferrugineux et l'usage pendant quatre saisons consécutives des bains de Cauterets et de Luchon.

État actuel. — Mademoiselle G... est d'une mauvaise santé, gastralgie, peu d'appétit, digestions pénibles, règles pâles, insuffisantes, quoique régulières.

Les croûtes sébacées squameuses du cuir chevelu sont épaisses, sèches et très-adhérentes, grisâtres ; elles occupent principalement le sommet du crâne.

Les squames qui couvrent le visage sont moins épaisses ; elles sont grasses, adhérentes et de couleur brune entre les sourcils, sur le milieu des joues et sur le nez, peu nombreuses et minces à la partie inférieure des joues et au menton. Lorsqu'on détache ces squames, les parties sous-jacentes sont rouges, très-humides. On voit les orifices béants des conduits excréteurs, principalement sur les joues et autour des ailes du nez. La sécrétion de la matière sébacée se concrète bientôt sous forme de squames plus ou moins larges.

Après plusieurs séries d'onctions faites à des intervalles éloignés de dix, quinze ou vingt jours, la sécrétion huileuse a complétement cessé, la peau est devenue plus fine et plus mince ; la physionomie reprend son éclat et sa régularité.

13

OBSERVATION XVIII. — *Couperose érythémato-pustuleuse.*

LETTRE DU DOCTEUR DEVAULX AU DOCTEUR ROCHARD

Noyon, 7 octobre 1854,

« Mon cher confrère,

« Madame Devaulx a éprouvé les premières atteintes du mal pour lequel elle est venue dernièrement réclamer vos soins vers le mois de janvier 1848. La maladie à cette époque occupait le bas du visage, un peu au-dessus du menton à gauche, et ne consistait qu'en deux ou trois boutons auxquels, je l'avoue, je n'attachais aucune importance. L'été suivant l'affection parut vouloir s'étendre et envahir l'autre côté du visage, mais toujours en bas et au-dessus du menton. Comme j'étais intimement lié avec M. Duchesne-Duparc, qui s'occupe spécialement du traitement des dermatoses, tout naturellement je le consultai. Il me conseilla les applications de sulfure de potasse avec la précaution d'en limiter le contact au sommet des boutons. Cette application avait pour résultat de flétrir le bouton avec une grande rapidité; mais il restait une rougeur pour laquelle on employa la fécule tous les soirs et qu'on maintenait à l'aide d'une légère couche d'huile de jusquiame. Le matin notre malade faisait la toilette du visage avec une très-faible dissolution de sous-carbonate de soude. Ces divers moyens ne modifièrent en aucune manière l'état de la peau. Les boutons se flétrissaient, il restait des rougeurs, d'autres boutons naissaient. Mais comme la maladie n'occupait que la partie inférieure de la figure, qu'elle était circonscrite dans un espace très-étroit, et que M. Duchesne-Duparc nous conseillait de ne pas nous décourager, de continuer les applications du sulfure de potasse, convaincu qu'il était qu'elles finiraient par triompher du mal, nous nous contentâmes pendant longtemps de cette prescription avec les alternatives de bien et de mal, mais jamais avec la moindre apparence d'une cure définitive. L'hiver, l'affection disparaissait pour ainsi dire, et vers le mois d'avril elle se présentait de nouveau, toujours limitée dans le bas du visage. Nous gagnâmes ainsi le mois de mai 1851, et fîmes à cette époque un voyage à Paris, avec l'intention de consulter M. Cazenave. Le traitement de ce dernier se composait : à l'intérieur, de potion avec la codéine à prendre par cuillerées à soupe le matin à jeun et avant le dîner, d'infusions amères contenant par 500 grammes 1 gramme de bicarbonate de soude qu'on buvait avec le vin au moment des repas, et à l'extérieur, pour lotions : d'une mixture dans laquelle le sublimé corrosif entrait comme base à la dose de 10 centigrammes, et pour pommade l'onguent napolitain. M. Duchesne, que nous vîmes à la même époque, crut utile d'en venir au sirop anti-herpétique n° 1 et à la bière blanche pendant le repas.

« Pour traitement local, il conseilla des lotions de dix minutes sur tout le visage, le soir, au moment de se coucher, avec de l'eau chaude saturée de savon noir, et le matin une lotion tiède à l'eau aromatisée avec la teinture de benjoin : une petite cuillerée à café pour une demi-cuvette.

« On suivit d'abord le traitement de M. Cazenave, qui ne fut pas plus heureux que son prédécesseur, et produisit, comme lui, des alternatives de bien et de mal, et jamais de cure véritable. On essaya le traitement de M. Duchesne, et on fut bientôt obligé de renoncer au sirop anti-herpétique, qui amenait une grande perturbation dans les fonctions digestives. Nous passâmes ainsi les années 1851 et 1852, et au mois de mai 1853, nous revîmes MM. Cazenave et Duchesne-Duparc. Le traitement du premier, que nous ne suivîmes pas, se composait à l'intérieur d'ammoniaque liquide, à la dose d'une goutte, à prendre tous les matins à jeun dans une infusion amère, et à l'extérieur de pommade à l'onguent citrin et rosat et de lotions alcalines. M. Duchesne nous conseilla d'employer deux ou trois fois par mois une cautérisation légère et superficielle, avec la solution ci-après : eau distillée, 12 grammes; nitr. d'arg. crist., 4 grammes. Il nous conseilla en même temps à l'intérieur, comme la maladie était compliquée de gastralgie, les préparations ferrugineuses, l'oxyde de bismuth, les viandes grillées et rôties, etc. On suivit exactement ce traitement, et une amélioration notable ne tarda pas à se manifester. Ce mieux se maintint même jusqu'au mois d'avril, époque à laquelle le mal prit un développement et une extension extraordinaires. Nous nous décidâmes à revenir à Paris. et, d'après les conseils de M. Reis, nous nous sommes adressés à vous, et nous nous félicitons tous les jours d'avoir fait votre connaissance. La santé de ma femme est excellente; son appétit est insatiable, et la peau du visage a recouvré la netteté, la souplesse et même le duvet du jeune âge. Toutes ses connaissances la complimentent tous les jours sur la métamorphose si complète opérée par le docteur

Rochard. C'est une très-belle cure, et votre traitement est appelé à battre en brèche et à démolir tous les traitements qu'on opposait à l'*acné rosacea*. »

Aspect de la malade au moment où j'ai commencé l'application de mon traitement, le 24 mai 1854. — Madame Devaulx, âgée de vingt-sept ans, bonne constitution lymphatique, et la peau d'une grande finesse et d'une blancheur éclatante. La couperose occupe principalement les joues, le nez et le menton ; elle est caractérisée par des plaques d'un rouge foncé avec épaississement de la peau, par des pustules assez nombreuses qui se terminent par des pointes blanches. La matière qui s'écoule facilement de ces pustules forme de légères croûtes jaunâtres qui donnent au visage un aspect désagréable.

La malade éprouvait en plus, dans la santé générale, un trouble qui se manifestait par un manque d'appétit, l'insomnie, une fatigue très-pénible dans la marche, des palpitations et une menstruation insuffisante.

Les premières onctions déterminèrent promptement la sortie d'une grande quantité de matière puriforme, en sorte que ces *poussées* couvraient presque complétement le visage. La matière épanchée et desséchée au contact de l'air était d'un jaune brunâtre.

Après ces poussées, que je répétais aussitôt que la peau était détergée, les pustules se dissipèrent peu à peu, ainsi que les plaques rouges ; en sorte qu'après trois mois de l'application du traitement, la couperose était entièrement guérie et la santé générale était devenue excellente.

Quelques pilules prises à l'intérieur et l'application locale du médicament suffirent pour obtenir cette cure.

OBSERVATION XIX. — *Lupus compliqué de couperose légèrement pustuleuse sur les joues et le menton.* (Ce malade m'a été confié par M. le professeur Nélaton, qui a suivi le traitement et constaté la guérison.)

M. L..., de Marseille, âgé de vingt ans, d'une constitution lymphatique, éprouva, à l'âge de treize ans, de très-vives douleurs rhumatismales dans le bras droit, qui l'empêchèrent de s'en servir pendant plusieurs semaines. Au fur et à mesure que les douleurs s'apaisèrent, on vit se manifester un gonflement assez considérable des ganglions du cou ; ce gonflement était tel, qu'il tenait le menton comme collé sur la poitrine jusqu'à ce que l'abcès eût crevé. A partir de ce moment, la santé sembla s'améliorer ; cependant il conserva près de six mois une grande roideur dans les mouvements de la tête, roideur qui ne se dissipa entièrement qu'après deux saisons de bains de mer. Jusqu'à l'âge de quinze ans environ, le jeune L.... éprouva de la gêne à respirer par le nez : il se formait constamment dans les fosses nasales des croûtes qui ne tombaient que par l'emploi de bains locaux émollients.

Il y a quatre ans, dans le courant de l'été, il se développa un gros bouton à l'extrémité du nez ; chaque fois que ce bouton était écorché, il s'étendait davantage en se couvrant de croûtes. On prescrivit alors le sirop de Portal et une pommade de calomel. Cette médication n'apporta aucune modification ; pendant l'hiver, les croûtes s'étendaient sous forme d'écailles. Une matière purulente traversait ces croûtes, et lorsqu'elles tombaient elles se renouvelaient presque aussitôt.

En 1851, M. L.... fut soumis à l'action de l'iodure de potassium et de cautérisations avec le nitrate d'argent ; ce traitement apporta quelques légères modifications. Mais l'année suivante le mal reparut avec une grande intensité : de nouvelles croûtes s'élevèrent au-dessus de la première et sur l'aile gauche du nez ; on envoya le malade aux eaux de Bagnères-de-Luchon ; puis on lui conseilla l'usage de l'huile de foie de morue et des frictions avec l'huile animale de Dippel. A son retour des eaux, les croûtes étaient tombées, la couleur livide des tubercules avait notablement diminué. Mais, obligé de suspendre ce traitement à cause de l'état de l'estomac, qui s'irrita avec vomissements fréquents, les accidents reparurent au nez vers le mois de décembre.

En 1853, il retourna aux eaux de Bagnères, qui modifièrent les parties malades comme l'année précédente. Mais l'hiver suivant la maladie reparut, malgré l'iodure de potassium et les cautérisations.

En 1854, il prit seulement des bains de mer, qui n'apportèrent que peu de changement dans son état.

Ainsi, pendant quatre ans, tous les traitements actifs n'aboutirent qu'à une amélioration momentanée, pendant l'été ; la maladie revenait avec toute sa malignité pendant l'hiver.

Voici dans quel état se trouvait M. L.... lorsqu'il commença mon traitement, le 28 août dernier.

Santé générale faible, teint plombé, indiquant une constitution éminemment lymphatique.

Sur l'aile du nez du côté gauche existent trois tubercules couverts de croûtes brunes, épaisses ; sur l'aile du côté droit quelques tubercules livides, indolents, non ulcérés, et sur l'extrémité du nez se voient deux cicatrices, résultat des cautérisations.

Sur les joues, le front et le menton, sont disséminées quelques légères pustules de couperose, caractérisées par une auréole érythémateuse qui les entoure.

Sous l'influence de l'application locale du médicament, les tubercules et les pustules se dégagèrent de la matière morbide qu'ils contenaient. Cette matière puriforme tombait en se desséchant sous forme de croûtes et de poussière jaunâtre.

Par ce traitement externe, la santé générale fut profondément modifiée. Après deux mois de traitement, la peau du nez et du visage avait repris son aspect normal, et le teint du visage exprimait une profonde amélioration dans la constitution.

OBSERVATION **XX**. — *Couperose érythémateuse, pustuleuse.* — *Guérison.*

Madame Vaterlot, rue du Faubourg-Saint-Honoré, 74, cordonnière, âgée de cinquante et un an, d'un tempérament lymphatique nerveux, n'a jamais eu de maladie grave dans son enfance. Avant d'être réglée on remarquait souvent sur son visage de petites dartres farineuses pour lesquelles on lui faisait prendre des jus d'herbes et de la tisane amère. Sa santé fut excellente jusqu'à l'âge de vingt-neuf ans, époque à laquelle elle eut une variole confluente très-grave. Depuis lors, quelques jours avant l'apparition des règles, elle éprouvait des feux au visage, des rougeurs se fixaient sur les joues et parfois apparaissaient de petits boutons à pointe blanche. Ces légers accidents se dissipaient aussitôt après l'apparition des règles. En avançant en âge, les boutons augmentèrent en nombre et en volume : leur sécrétion devint plus active, et la rougeur, plus intense et plus fixe, s'accompagnait de vives cuissons, le soir surtout, après le repas.

En 1849, madame Vaterlot cessa d'être réglée à l'âge de quarante-quatre ans : c'est à ce moment que la couperose s'est développée avec exaspération et persistance.

Lorsque je commençai l'application du médicament, en juillet de la même année, les joues, le nez, le menton et légèrement le front étaient d'un rouge cerise très-prononcé ; ces diverses parties étaient parsemées de pustules assez volumineuses, peu indurées à des époques d'évolution variées ; beaucoup laissaient échapper une matière jaunâtre qui, par la dessiccation, formait des croûtes brunes très-adhérentes.

Dès les premières applications, faites sur toutes les parties affectées, il survint une exsudation très-vive ; une matière jaunâtre très-abondante, assez épaisse, couvrit promptement ces parties d'une croûte dure, luisante, comme cristallisée, qui se détachait assez difficilement après quelques jours par la dessication.

Les parties mises à nu par la chute de ces croûtes avaient un aspect moins rouge ; les vaisseaux capillaires étaient moins congestionnés et les pustules marchaient vers une résolution évidente, perdant de leur volume et de leur induration.

Les applications qui suivirent donnèrent lieu à une exsudation de matière dont la consistance et l'abondance diminuaient d'une manière sensible chaque fois, en sorte que les croûtes, moins étendues et moins dures, se détachaient promptement et facilement. Ces croûtes prenaient un aspect jaune clair au fur et à mesure que l'exsudation diminuait d'activité.

Après *quatre mois* d'applications successives du médicament, qui reproduisaient toujours les mèmes phénomènes, à l'intensité près, je constatai que la congestion des vaisseaux capillaires n'existait plus, que les pustules avaient entièrement disparu, et que, enfin, la résolution de toutes les altérations organiques de la peau était complète.

Depuis cette époque (il y a actuellement *seize ans*), madame Vaterlot jouit de la santé la plus parfaite. Elle a un embonpoint très-notable. Aucune récidive n'a même menacé de se montrer.

OBSERVATION XXI. — *Couperose pustuleuse. — Pustules suppurées et indurées. — Epaississement considérable de toute la peau du visage. — Dysménorrhée. — Guérison.*

Thérèse M..., domestique, âgée de trente ans, d'une forte constitution, a eu dans son enfance une fluxion de poitrine ; la menstruation s'est établie péniblement à l'âge de vingt ans ; les règles. qui ont toujours été irrégulières, insuffisantes, manquaient souvent ; elles étaient remplacées alors par des pertes blanches.

Vers l'âge de seize ans, des pustules très-nombreuses envahirent tout le visage, la peau s'anima, et l'altération toujours croissante du tissu cutané prit un développement qui donna à la physionomie un aspect repoussant. Elle fut obligée de quitter Amiens, ne pouvant plus trouver à se placer.

Comme elle n'avait suivi aucune médication active, elle se rendit à Paris, en 1852, pour se faire traiter à l'hôpital Saint-Louis. On lui fit prendre des bains de vapeur, des tisanes amères, des purgatifs; mais elle en sortit après deux mois sans avoir obtenu aucun avantage du traitement qu'on lui avait fait subir.

Ayant fait la connaissance de la dame Michel, une des malades que j'avais guéries d'une couperose pustuleuse très-rebelle, dans le service de M. le professeur Nélaton, Thérèse M.... vint me consulter.

C'était au mois d'août 1853; elle avait le visage entièrement couvert de pustules de volume variable, les unes indurées, les autres en suppuration, quelques-unes avec des croûtes brunes. Le tissu de la peau, profondément altéré, avait acquis un épaississement très-considérable. Du reste, bon appétit, digestions faciles, point de constipation.

Les premières applications du médicament furent assez douloureuses, et donnèrent lieu à une exsudation très-abondante de matière épaisse de couleur jaune brunâtre, qui, en se desséchant, devenait noire.

Après deux mois, la matière exsudée prit une couleur jaune clair, et les croûtes étaient devenues brunes.

En sorte qu'au fur et à mesure que la résolution des pustules s'opérait, la matière morbigène *s'éclaircissait*, et les croûtes d'un aspect jaunâtre, après leur chute, laissaient apercevoir le tissu de la peau dans un état plus naturel.

Après un traitement très-actif suivi avec persévérance pendant près d'un an, les pustules ont complétement disparu, la peau a repris sa texture normale et la menstruation est devenue régulière. Depuis cette époque tout traitement a cessé, et ayant revu Thérèse onze ans après, c'est-à-dire en 1865, j'ai pu constater sa parfaite guérison.

TRAITEMENT DE LA COUPEROSE (ACNÉ ROSACÉE PUSTULEUSE) PAR LA MÉTHODE EXPULSIVE.

A Monsieur le Rédacteur en chef de la Gazette hebdomadaire.

MONSIEUR LE RÉDACTEUR,

Dans des remarques critiques fort justes, dont vous accompagniez l'analyse d'un mémoire de M. le docteur Rochard, et des discussions qui en avaient été la suite dans la *Presse médicale*, vous laissiez percer une certaine incrédulité touchant l'efficacité d'une médication qu'on donnait comme réussissant à peu près constamment dans une maladie où toutes les autres médications échouent presque toujours, et vous en appeliez à de nouvelles expérimentations.

Comme vous, Monsieur le Rédacteur, je doutais beaucoup de l'efficacité du composé d'iode et de calomel; cependant, j'avais dans ma clientèle une dame dont la couperose (*acne rosacea*) avait résisté à tous les traitements. En désespoir de cause, je lui parlai de la nouvelle méthode de traitement du docteur Rochard : elle consentit à l'essayer. Le résultat que j'ai souvent constaté a été aussi surprenant pour moi que favorable à la méthode de ce médecin.

Convaincu que je puis être utile à mes confrères et aux malades qui se trouveraient dans le même cas, je m'empresse de vous envoyer cette observation.

OBSERVATION XXII.

Madame Brion, demeurant rue Montmartre, 134, hôtel de France et de Champagne, âgée de quarante ans, d'un tempérament sanguin, est affectée depuis huit ans d'une couperose *acne rosacea*, caractérisée par de nombreuses pustules accompagnées d'érythème. Madame Brion avait habité longtemps la campagne. A l'âge de trente-deux ans, des revers de fortune l'obligèrent à prendre un emploi sédentaire qui exigeait beaucoup de fatigues et surtout des veilles prolongées. Madame Brion vit alors apparaître des boutons et des rougeurs sur plusieurs points du visage, principalement sur les joues, le nez et le menton. En même temps que la couperose se manifestait, les fonctions digestives s'altéraient (dyspepsie, constipation opiniâtre), et la fonction menstruelle s'accomplissait d'une manière insuffisante.

Dans cet état, madame Brion dut chercher à se délivrer d'un mal aussi fâcheux. Elle employa successivement tous les traitements, *toutes les médecines* (j'allais dire tous les médecins), purgations répétées, bains de vapeur, eaux de Baréges, tisanes amères, traitement par l'homœopathie, par l'*analyse chimique* (du docteur Debardieu); enfin, elle vit tous les charlatans usités en pareil cas. Dans ces derniers temps, elle fut soignée par feu mon oncle, le docteur Henry. Des saignées répétées, trois ou quatre par an, n'eurent d'autre effet que de diminuer la rougeur de la face pendant un laps de temps très-court. A la mort du docteur Henry, je fus consulté par madame Brion sur l'opportunité d'une nouvelle saignée. Convaincu qu'indépendamment des récidives de la couperose, la santé s'affaiblissait tous les jours, je refusai de continuer un système de traitement qui ne pouvait que lui être préjudiciable. C'est alors que je parlai du traitement du docteur Rochard, traitement qui fut accepté.

M. Rochard fit les premières applications de la médication dans le courant de décembre 1855. La maladie de madame Brion présentait alors des pustules nombreuses, indurées à leur base, quelques-unes terminées par une pointe blanche ; ces pustules de volume varié, occupaient principalement les joues, le front et le menton. Sur toutes ces parties, et principalement sur le nez, la peau était érythémateuse et légèrement hypertrophiée.

Il fut fait, à divers intervalles, par M. Rochard, sept applications successives de la pommade d'iode et de calomel. Je suivis attentivement ces applications, et je pus constater que la rougeur violacée qui accompagnait les pustules diminuait sensiblement d'intensité, en même temps que les pustules s'affaissaient; en sorte qu'au bout de trois mois les caractères repoussants de cette maladie avaient entièrement disparu.

Depuis environ quatre mois, madame Brion a cessé l'application locale du topique de M. Rochard. Aujourd'hui la peau a repris son aspect normal et les traits du visage leur finesse; de plus, la santé générale est devenue meilleure.

Telle est, Monsieur le Rédacteur, l'observation que je crois devoir vous communiquer. Dans ce moment, M. Rochard expérimente dans le service de M. le professeur Nélaton, à la Clinique. Il a, entre autres, commencé le traitement d'une couperose et d'un *psoriasis inveterata*. Lorsque l'observation sera complète, je me ferai un plaisir de vous la communiquer.

Dʳ CHATEAU,
Lauréat de la Faculté.

Gazette hebdomadaire, p. 547, 1856.

Ajoutons que depuis dix ans madame Brion n'a pas eu de récidive et qu'elle jouit d'une excellente santé.

Dans l'impossibilité où nous sommes de publier ici toutes les observations que nous possédons sur la scrofule, nous ne présenterons que quatre cas pris parmi ceux soumis à l'examen de la commission officielle nommée par M. le Préfet de police en 1842. Ce digne magistrat, voulant constater l'efficacité de notre nouvelle médication, nous fournit dans ce but les moyens d'expérimenter sur un plus vaste théâtre, en mettant à notre disposition la prison de la Roquette où sont renfermés les jeunes détenus.

OBSERVATION I. — *Engorgement maxillaire et parotidien.*

C... âgé de 17 ans, né à Paris, était détenu à la Roquette depuis 23 mois. Avant son entrée dans la maison, à l'exception de la variole et de la rougeole, il n'avait jamais été malade ; son tempérament est un peu lymphatique ; étant en liberté il exerçait la profession de marchand ambulant, il est actuellement ciseleur.

C'est après un an de séjour que débuta sa maladie. Un premier engorgement sous-maxillaire gauche s'abcède et est ouvert par le bistouri le 8 janvier 1842. La région parotidienne du même côté devient le siége d'un engorgement semblable, qui suit la même marche et est ouvert au mois de juin suivant. D'autres ganglions se développent aux environs, sous le menton et à droite et s'ouvrent d'eux-mêmes pendant l'été et au commencement de l'automne. Enfin, voici au 7 décembre la situation où se trouvait le jeune C... Les deux premières ouvertures sont restées fistuleuses et versent un pus abondant et séreux ; les autres sont fermées ; mais les ganglions durs et immobiles sont recouverts de tissus mous, engorgés et infiltrés. Tout le côté de la face, à partir de l'oreille jusqu'au menton et au nez, participe à cet engorgement. La joue est dure, résistante et notablement chaude ; il y a aussi, sous la clavicule droite, une ulcération blafarde de cinq centimètres de longueur ; le teint est pâle ; les forces ont baissé au point que la marche est difficile, l'appétit médiocre, les digestions languissantes.

Le 20 janvier 1843, après six semaines de traitement les modifications suivantes furent constatées : teint meilleur, retour de l'appétit et des forces, diminution de volume des ganglions sous-mentonniers ; conduits fistuleux donnant issue à un liquide moins abondant et plus consistant ; affaissement de la joue ; la ligne s'étendant de l'oreille à la symphise du menton qui était de dix-sept centimètres, n'est plus que de treize centimètres. Celle du même point à l'aile du nez, a subi un raccourcissement proportionnel. L'ulcère sous-claviculaire a pris un bon aspect et est à moitié cicatrisé.

Le 20 avril 1843, nouvelle constatation : état général satisfaisant ; les lèvres sont redevenues rosées ; le malade marche avec moins de peine ; plusieurs ganglions ont abcédé, ont été ouverts et se sont promptement cicatrisés ; la plaie de la poitrine est entièrement guérie, la suppuration des premières fistules a décru encore, et est de plus en plus louable ; la région faciale et parotidienne n'ont pas sensiblement diminué.

Au mois de juillet suivant, la santé générale est excellente, le ganglion sous-mentonnier a complétement disparu, les trous fistuleux donnent de moins en moins ; l'un d'eux a été cicatrisé, la partie supérieure du gonflement de la face et de la région parotidienne est libre en grande partie ; l'enfant retourne à son atelier.

1er septembre. La santé générale se maintient ; il suit les instructions avec plus d'application, et travaille avec plus de courage ; tout le côté gauche est guéri ; il ne reste plus que la tumeur parotidienne, qui malgré qu'elle ait beaucoup diminué, est encore dure à son centre.

C... a été mis en liberté dans le courant du même mois de septembre et fait espérer que sous l'influence salutaire d'une vie libre, ce qui reste de la tumeur parotidienne droite ne tardera pas à disparaître.

Les premières frictions ont donné lieu à un léger érysipèle, que de simples applications émollientes ont promptement dissipé.

Pendant toute la durée du traitement, les plaies conservaient un bon aspect, le pus était louable et les cicatrices s'établissaient avec régularité ; et, chose remarquable, c'est qu'une fois guéris, les ganglions perdaient cette tendance à s'engorger, à se tuméfier de nouveau, comme ils le faisaient auparavant.

Dans cette observation très-intéressante, se révèle toute la puissance modificatrice du médicament qui a pu ramener une santé parfaite, résoudre un grand nombre de ganglions, cicatriser très-promptement une large plaie, dans les mêmes conditions locales de régime et au milieu des mêmes causes, où, l'année précédente, aucun traitement n'avait pu même enrayer la maladie. Il en a été de même des autres cas de la Roquette.

OBSERVATION II. — *Ganglions sous-maxillaires du côté droit.*

B... âgé de 14 ans, est depuis deux ans à la Roquette. Apprenti menuisier avant son entrée, il est actuellement sculpteur. Jamais il n'avait fait de maladie, lorsque, après six mois de séjour, le 5 juillet 1842 on s'aperçut de l'engorgement des ganglions sous-maxillaires du côté droit. Malgré les emplâtres fondants, cet engorgement a persisté et s'est accru. Les ganglions sont durs, mobiles, l'un d'eux a le volume d'un œuf. Soumis au traitement, ils ont éprouvé successivement les modifications suivantes, au bout de six semaines, le 20 janvier 1843, de 10 centimètres la masse ganglionnaire a été réduite à 7 centimètres ; les ganglions ont perdu de leur dureté, ils sont plus mobiles. Amélioration de la santé générale.

Trois mois après, le 20 avril 1843, le diamètre de la tumeur n'est plus que de 5 centimètres. La santé générale est bonne.

1er juillet : Un ganglion a disparu ; les autres sont restés stationnaires. On surprend l'enfant qui enlève la pommade aussitôt qu'elle est appliquée.

1er septembre : Même manége de sa part; aussi aucune diminution.

1er novembre : L'enfant a été plus docile, les ganglions sont pour ainsi dire complétement effacés. Santé générale excellente.

Il est bon de remarquer que cette masse ganglionneuse s'est dissipée régulièrement sans qu'aucun ganglion se reproduisît ailleurs. En sorte que dans l'espace de 11 mois, j'ai obtenu la presque disparition d'un engorgement énorme qui s'était développé à ce degré, malgré tout traitement ordinaire, pendant 18 mois.

Nous avons eu occasion de revoir cet enfant en liberté 2 ans après, aucune récidive n'avait eu lieu. Seulement on sentait un petit ganglion très-dur, très-mobile, et qui roulait sous les doigts dans la région sous-maxillaire et jusque sous la peau de la face. Il avait conservé sa bonne santé.

OBSERVATION III.— *Engorgements ganglionnaires sous-maxillaires et parotidiens en forme de collier.*

B... âgé de 20 ans et demi, né à Paris, tourneur en cuivre et commissionnaire étant en liberté, peintre sur verre depuis sa détention, qui date depuis plusieurs années. Sa constitution est éminemment lymphatique. Il y avait un an qu'il avait commencé à éprouver les signes de l'affection scrofuleuse ; 6 ganglions engorgés et placés au milieu d'un tissu cellulaire épaissi et dur, formaient une sorte de collier au dessous de la mâchoire, teint d'un blanc mat, visage infiltré, bouffi, diarrhée fréquente ; les lèvres sont grosses ; la membrane muqueuse des fosses nasales est couverte de croûtes épaisses ; nez gonflé, locomotion difficile.

Au 20 janvier 1843, diminution totale de l'engorgement, facies général meilleur ; angine légère et de deux ou trois jours dans le cours du traitement.

Le 20 avril suivant, retour de la coloration des tissus, disparition de l'engorgement ; ganglions isolés, mobiles en voie de résolution ; digestion bonne.

1er juillet : Un des ganglions abcède, fournit une suppuration louable, et se cicatrise en moins de 15 jours, dans le courant de juin; le nez qui était obstrué, permet une respiration plus libre; il marche et court avec facilité.

1er septembre : il reste seulement deux ou trois ganglions indurés, mais petits; les traits du visage sont parfaitement dessinés.

1er novembre : Les ganglions ne sont plus sensibles que lorsqu'on fait élever le menton ; nez complétement guéri, teint coloré, santé générale excellente.

Nous avons revu cet enfant en liberté, deux ans après environ. Il avait conservé tout le bénéfice de notre traitement : aucune récidive ne s'était montrée, sa guérison était complète.

OBSERVATION IV. — *Engorgements volumineux sous-maxillaires et parotidiens.*

B... âgé de 15 ans, né à Saint-Leu-Taverny, ex-tourneur en cuivre, ébéniste dans la maison, était bien portant avant d'être interné à la Roquette, il y a plus de 3 ans. Il ne se rappelle pas avoir été malade chez lui. Neuf mois après son entrée commencèrent à se développer les ganglions sous-maxillaires et parotidiens, de manière à encadrer la figure dans un collier très-dur. L'un d'eux étant venu à s'abcéder fut ouvert. L'enfant eut en même temps une ophthalmie purulente qui laissa à sa suite un staphilôme du côté gauche; la face est pâle, bouffie ; la marche est très-difficile ; il se sent promptement essoufflé ; les digestions sont lentes.

Au 20 janvier 1843, après 6 semaines de traitement, amélioration notable de l'état général et local.

Au 20 avril, continuation du progrès; le teint est coloré ; les ganglions ont diminué de volume et acquis de la mobilité ; deux d'entre eux ont abcédé, ont été ouverts et donnent une suppuration louable.

Au 1er juillet, santé générale bonne, marche facile, engorgement en pleine voie de résolution; les traits du visage se dessinent bien.

Au 1er septembre, la résolution n'a fait que peu de progrès, si ce n'est de deux ganglions situés aux angles droit et gauche de la mâchoire inférieure ; une salivation assez abondante qui dure quelques jours survint à la suite de frictions générales très-étendues et répétées pendant plusieurs jours. Cette sécrétion salivaire cessa bientôt, sans laisser aucune trace fâcheuse, dès qu'on eut suspendu les frictions. Les tissus sont moins flasques. Il se sent plus fort.

Au 1er novembre, les ganglions abcédés sont cicatrisés ; les engorgements parotidiens ont aussi sensiblement décru. Du reste, sa santé est parfaite, son teint a pris beaucoup d'animation; la marche devenue plus facile, ne détermine plus d'essoufflement.

Cet enfant avait été jugé comme très-gravement malade à l'examen du 7 décembre 1842, il était affecté, en effet, depuis trois ans. L'amélioration profonde, constitutionnelle, que nous avons obtenue chez lui, dans l'espace de 11 mois est d'un haut intérêt, quand, surtout, on considère que cet heureux résultat s'est effectué au milieu des plus fâcheuses influences hygiéniques.

APPENDICE

I

OPINION DES PRINCIPAUX ORGANES DE LA PRESSE MÉDICALE SUR L'EFFICACITÉ DU TRAITEMENT DES MALADIES REBELLES DE LA PEAU PAR LA MÉTHODE EXPULSIVE DU DOCTEUR ROCHARD.

L'efficacité du traitement des maladies de la peau par la méthode du docteur Rochard n'est plus aujourd'hui reconnue par lui seulement. M. le professeur Nélaton, voulant se rendre compte des effets d'un traitement qui avait déjà eu un certain retentissement, a cru devoir en confier l'application au docteur Rochard lui-même, sur plusieurs malades de son service.

Voici la remarquable leçon que l'éminent professeur a faite à l'hôpital des Cliniques sur ce traitement appliqué à la couperose, *acne rosacea.*

MESSIEURS,

Vous avez pu voir depuis quelque temps dans nos salles une femme atteinte d'une affection un peu en dehors de celles que nous sommes habituellement appelés à traiter : cette femme est entrée ici pour se soumettre à un traitement que je crois utile ; et j'appelle votre attention sur ce sujet, parce que vous serez consultés plus tard pour des cas de ce genre.

Il s'agit d'une acné qui présentait les caractères pustuleux et tuberculeux, avec érythème (*acne rosacea*). Cette affection n'est pas grave, mais cause une difformité choquante qui pousse les personnes, et surtout les femmes qui en sont atteintes, à rechercher tous les traitements possibles, à s'y soumettre, mais le plus souvent sans résultat favorable. Cette affection est ordinairement incurable, d'après ceux qui s'occupent spécialement des maladies de la peau : telle est du moins l'opinion exprimée par les auteurs compétents, MM. Cazenave, Devergie, etc.

Cependant, il est une nouvelle méthode de traitement que vous avez pu connaître par plusieurs articles de journaux, et notamment du *Moniteur des hôpitaux;* elle est due à M. le docteur Rochard.

Le médicament employé est un composé d'iode et de calomel.

Avec ce sel on fait une pommade qui n'a pas d'ailleurs toujours une composition identique, et que M. Rochard rend plus ou moins active, suivant le degré, l'ancienneté de l'affection et la sensibilité du malade.

On applique avec soin cette pommade sur le mal.

Au moment de cette application et quelques instants après, il y a une sensation de douleur assez vive, mais cependant supportable, et qui n'est pas assez forte pour décourager les malades et les détourner de ce mode de traitement. Il survient ensuite un peu de chaleur, une légère tuméfaction, et on voit se produire une exsudation qui se concrète; c'est ce que M. Rochard désigne si exactement sous le nom de *poussée* vers la peau.

Le lendemain on fait une deuxième application de la même manière, et de même le troisième et le quatrième jour. On laisse ensuite reposer le malade pendant une dizaine de jours, puis on fait une nouvelle série d'applications de pommade. Ce traitement peut être nécessaire pendant plusieurs mois.

Lorsqu'on examine les croûtes grisâtres qui se forment à la suite des applications, on voit que non-seulement elles adhèrent à la peau, mais encore qu'elles pénètrent dans chaque follicule sébacé; il y a une sorte de prolongement en cheville qui pénètre dans l'épaisseur du derme. On peut constater encore, par un examen attentif, que les portions de peau intermédiaires aux follicules ne sont pas altérées et que l'épiderme reste intact.

Les saillies d'apparence pustuleuse qui constituent le mal et qui sont indurées, colorées en violet ou rouge foncé, perdent peu à peu leur coloration; elles pâlissent, diminuent de volume, puis s'affaissent et disparaissent entièrement.

J'ai déjà eu plusieurs fois occasion de constater les bons effets de ce traitement, et c'est parce qu'il s'agit d'une chose sérieuse que je le signale ici à votre attention.

Je me rappelle particulièrement l'avoir vu employer ici chez une femme qui était entrée pour une affection du sein, et qui fut traitée en même temps des deux maladies dont elle était atteinte. Au bout de deux mois, elle était parfaitement guérie. Comme je désirais savoir si ce résultat favorable se maintiendrait, je priai cette femme de revenir de temps en temps nous voir à la consultation; elle revint, en effet, plusieurs fois, et nous avons pu constater que la guérison s'était maintenue.

Que se produit-il? Quelle est l'action de la préparation employée? Il semble que le topique agit d'une manière toute spéciale sur les follicules sébacés, qu'il borne ses effets exclusivement sur cet élément de la peau. Il y a là une action particulière qui amène au goulot de ce follicule la matière sébacée qui est accumulée dans sa cavité.

Vous pourrez étudier toutes ces particularités sur la malade ui se trouve actuellement dans notre service, et j'espère que vous pourrez voir un résultat favorable.

On pourrait se demander s'il n'y a pas lieu de craindre la répercussion de la maladie guérie sur un autre organe, sous une autre forme. Il faudrait d'abord s'entendre sur le mot répercussion, et quand on serait arrivé à ce premier résultat, savoir si la chose a été observée. Ainsi on parle de répercussion d'eczéma, d'ulcères de la jambe, guéris, desséchés, sur le poumon; on observe alors une pneumonie à la suite de ce desséchement de l'ulcère, dit-on; mais quand on observe avec soin, et j'ai pu constater ce fait plusieurs fois, c'est la pneumonie qui amène le desséchement de l'ulcère, et non celui dont le desséchement cause la pneumonie. J'ai vu un certain nombre de faits de ce genre, et je pense que beaucoup d'autres sont de même nature. (*Union médicale*, 27 mai 1856).

Toute la presse scientifique a constaté les succès inespérés obtenus à l'aide de cette médication. Il suffira de citer ici les appréciations des journaux qui se sont le plus occupés de cette importante question.

En publiant la leçon de l'éminent professeur de l'hôpital des Cliniques, le *Moniteur des hôpitaux* s'exprimait ainsi :

Lorsqu'une médication nouvelle surgit dans la science, le rôle de la presse est de l'annoncer d'abord, de servir ensuite de tribune aux observations qu'elle produit, aux débats qu'elle suscite, et à

rectifier les unes, s'il y a lieu, à diriger les autres, s'ils tendent à
s'égarer; enfin, lorsque les débats et les faits ont abouti à un seul
résultat démontré, à proclamer, suivant la nature de ce résultat,
ou qu'un progrès est définitivement acquis à la science, ou que ce
progrès n'est qu'une illusion.

En ce qui concerne le traitement de l'acné rosacée (couperose)
par la nouvelle méthode, le *Moniteur des hôpitaux* a rempli scru-
puleusement le premier rôle : tous les faits propres à éclairer
l'importante question soulevée par M. Rochard ont été publiés
dans ses colonnes. Nous sommes heureux de reconnaître que le
temps est arrivé aujourd'hui de quitter ce rôle et de remplir le
second; nous en sommes heureux, parce que nous pouvons, en
effet, proclamer sans hésiter qu'un progrès signalé est accompli
en thérapeutique. De quasi incurable, sinon de tout à fait incurable qu'elle était, l'acné rosacée est passée, grâce à la médication de M. Rochard, dans la classe des affections les plus curables.
Sera-t-elle curable dans tous les cas? C'est là une question que
l'avenir se réserve; tout ce que nous pouvons dire, c'est que,
dans tous les cas parvenus à notre connaissance, la guérison a été
obtenue. C'est beaucoup plus qu'il n'en faut pour assurer à la
méthode expulsive une place des plus importantes dans l'histoire
de la thérapeutique. (*Moniteur des hôpitaux* du 22 juillet 1856.)

En faisant allusion à des faits de guérisons obtenues par
M. Rochard dans différents hôpitaux de Paris, l'*Union médicale*
s'exprimait ainsi :

Nous avions plusieurs fois appelé l'attention des praticiens sur
ce sujet, en publiant les observations et les réflexions de M. le
docteur Rochard sur les bons effets du traitement de la couperose
par sa méthode. Nous sommes heureux de voir que les encoura-
gements que nous avons donnés à ces tentatives étaient mérités,
et que les succès annoncés par M. Rochard se répètent publique-
ment. (L'*Union médicale*, 27 mai 1856.)

Enfin, le plus ancien recueil de médecine, les *Archives générales de médecine*, rédigées aujourd'hui par MM. Follin et La-
sègue, professeurs agrégés à la Faculté de médecine de Paris,
a publié dans le numéro de janvier 1857 la complète appré-
ciation que voici :

Chaque année voit naître un nombre plus ou moins considérable de médications nouvelles qui viennent grossir, sinon enrichir le bagage thérapeutique du médecin. L'expérience nous a heureusement appris à nous défier de ces précieux agents, qui font table rase des médications qui les ont précédés ; elle nous éclaire sur la valeur de bon nombre de ces spécifiques éphémères dont on aura demain oublié le succès. Aussi ne saluons-nous qu'avec une réserve prudente l'apparition d'un médicament nouveau, tant que les vertus qu'on lui prête n'ont pas été soumises au contrôle d'un examen sérieux et éclairé. Ce sont les résultats de cette expérimentation que nous avons attendus pour appeler l'attention de nos lecteurs sur le traitement de la couperose par l'iodure de chlorure hydrargyreux. Le médicament dont M. le docteur Rochard a le premier signalé les bons effets paraît devoir faire exception à la règle que nous rappelions tout à l'heure, et tout porte à croire qu'à l'exemple du chlorate de potasse, le nouveau composé chimique va prendre dans la thérapeutique une place importante et méritée.

Dès l'année 1855, M. le docteur Rochard insérait dans le *Moniteur des hôpitaux* (11 juin 1855) une note intéressante sur l'emploi de sa médication dans diverses variétés d'acné et en particulier dans l'acné *rosacea indurata*, ou plus vulgairement couperose, affection dont on connaît l'opiniâtreté et la fréquente incurabilité. Les premiers travaux de M. Rochard sur cette nouvelle combinaison datent déjà de loin et remontent à l'année 1842 ; mais ce n'est que depuis les publications successives faites par ce praticien dans le *Moniteur des hôpitaux*, pendant les années 1855 et 1856, que la nouvelle médication a acquis une certaine notoriété. Dans ces différents articles, l'auteur exposait quelques-uns des nombreux cas de guérison obtenue par lui, grâce à ce moyen, chez des malades atteints de couperose qui avaient été jusque-là réfractaires à tous les traitements ; il insistait encore sur les avantages qu'on pouvait tirer de l'emploi de cet agent médicamenteux dans certaines affections chroniques de la peau, lupus, eczéma, psoriasis, lichen, etc. M. le professeur de l'hôpital des Cliniques a eu luimême l'occasion d'observer plusieurs cas de guérison par ce moyen, entre autres chez une malade qu'il a pu voir six mois après, et chez laquelle la guérison s'était maintenue ; aussi a-t-il trouvé le sujet assez important et assez neuf pour servir de texte à l'une de ses leçons cliniques.

Le moment nous paraît donc venu de signaler un incontestable progrès dans le traitement des maladies cutanées.

En appliquant ce traitement avec persévérance, M. Rochard a pu triompher d'un grand nombre de couperoses les plus graves, et dont la plupart avaient longtemps été traitées sans succès par des hommes compétents ; l'auteur en cite un certain nombre d'exemples dignes de fixer l'attention. L'acné ne serait pas d'ailleurs la seule affection cutanée à laquelle la nouvelle méthode pourrait s'appliquer avec grands avantages ; la scrofule et beaucoup de variétés de *dartres* en sont aussi très-heureusement influencées.

Un mot sur la théorie à l'aide de laquelle M. Rochard entend expliquer l'influence bienfaisante de sa pommade. En employant cette médication, il n'espère pas juguler instantanément la maladie, et il ne craint pas de la répercuter ; il s'efforce, au contraire, d'imiter les procédés à l'aide desquels la nature tend à la guérison. Quand la guérison spontanée ou provoquée survient chez un malade atteint de couperose ancienne, c'est, dit-il, au moyen d'une éruption aiguë ou poussée ; c'est à l'aide de cette poussée que le principe morbide se fait jour au dehors et débarrasse l'économie. Par les poussées répétées que provoque l'application du topique, l'auteur est persuadé qu'il atteint le même résultat, puisqu'il n'a jamais vu la couperose être remplacée par aucune maladie, aucune incommodité, qu'on pût rapporter à une répercussion.

Nous pourrions citer ici quelques-uns des faits que publie M. Rochard, et qui nous paraissent très-concluants. Mais, pour ne pas donner trop d'étendue à cet exposé, nous résumerons l'intéressante observation publiée dans le *Moniteur des hôpitaux* (26 juillet 1856). Rappelons toutefois que, dans les observations de M. Rochard, il s'agit de couperoses anciennes avec pustules suppurées ou indurées, et épaississement considérable de la peau du visage, et que, dans ces cas rebelles à toutes les médications antérieures, la guérison a pu être généralement obtenue après quelques mois de traitement.

Observation. — J. M..., couturière, trente ans, entre le 7 avril 1856 à l'hôpital des Cliniques, service de chirurgie. Vers l'âge de sept ans, elle a vu apparaître pour la première fois, sur le menton et sur le nez, de gros boutons rouges qui envahirent bientôt toute la face. La menstruation s'établit à l'âge de seize ans, mais avec difficulté ; les règles étaient irrégulières, insuffisantes ; tiraillements d'estomac, inappétence. Les préparations ferrugineuses modifièrent heureusement les fonctions menstruelle et digestive; mais les boutons continuèrent à se développer en grand nombre sur le nez, les joues, les lèvres, et principalement le menton. En 1848, une exaspération de l'acné détermina la malade, qui jusque-là n'avait suivi aucun traitement, à consulter M. le docteur Lehelloco, qui prescrivit des purgations fréquentes et une tisane amère. La malade se soumit à cette prescription pendant six mois environ, puis l'abandonna pour la reprendre l'année suivante; elle ne remarqua aucun changement dans son état.

En 1851, J. M... s'adressa à un homœopathe, dont elle suivit le traitement pendant dix-huit mois sans aucun succès; enfin, vivement affligée de l'aspect hideux que prenait son visage, elle se présenta à la consultation.

Etat actuel : J. M... présente sur toutes les parties du visage, excepté le front, un grand nombre de pustules volumineuses, très-indurées, qui ne suppurent jamais; leur extrémité laisse parfois échapper quelques gouttelettes de sang. Les pustules très-nombreuses qui ont leur siége sur le nez donnent à cet organe un volume considérable; les tissus, hypertrophiés et très-denses, procurent à la malade une sensation de pesanteur au bout du nez, surtout quand elle baisse la tête. La coloration de la peau est d'un rouge lie de vin; cette coloration s'étend enfin sur les joues, principalement sur celle du côté gauche, où, en outre des pustules, se remarquent des tubercules assez volumineux et très-durs. Quelques pustules occupent la lèvre supérieure, mais le menton en est surtout criblé; elles sont variables dans leur volume et dans leur induration; on voit dans leurs interstices des saillies arrondies, d'un blanc mat, qui ne sont autre chose que les cicatrices très-anciennes de pustules qui ont guéri spontanément par la suppuration. Peau très-épaisse dans les parties affectées; santé générale languissante; peu d'appétit; constipation opiniâtre; règles pâles et insuffisantes; toux sèche, qui persiste quelques jours après les règles.

Traitement : La première application de la pommade est faite le 8 avril par M. Rochard. Vu la gravité du cas, cette application s'est composée d'un plus grand nombre d'onctions que dans les cas ordinaires; la même modification a été apportée à toutes les applications.

Le 13 juillet, la marche rapide de la résolution des pustules permet d'espérer une guérison complète très-prochaine, puisque les autres parties du visage ont repris leur état normal et que la santé générale s'est notablement améliorée. La malade sort de l'hôpital.

Le traitement continué pendant quelque temps encore, la guérison a été définitive.

Cette remarquable observation et le succès qui a couronné le traitement dans un cas aussi grave n'indiquent-ils pas tout le parti qu'on pourrait tirer rapidement de cette utile médication dans des cas moins anciens et d'une intensité plus modérée ? (*Moniteur des hôpitaux.*)

II

OPINIONS DE PLUSIEURS ORGANES DE LA PRESSE MÉDICALE ET SCIENTIFIQUE SUR LE TRAITÉ DES MALADIES DE LA PEAU DE M. FÉLIX ROCHARD, publié en 1860.

Voici d'abord en quels termes s'est exprimé un éminent professeur, en présentant ce livre à l'Académie impériale de médecine :

« Il est peu de médecins, dit M. Velpeau, qui ignorent que
« M. Rochard s'est occupé, depuis plusieurs années, de certaines
« maladies de peau, et qu'il les traite par des méthodes qui lui
« sont propres. Ce volume qu'il offre aujourd'hui au public est
« l'exposé très-bien fait et très-intéressant des doctrines et du
« mode d'opérer de M. Rochard. » (*Union médicale,* 18 juillet 1860.)

Gazette hebdomadaire de médecine et de chirurgie, VII, n° 33, page 542. Extrait de l'analyse par M. le docteur DELASIAUVE :

En considérant les qualités exceptionnelles qui distinguent le livre de M. Rochard, l'horizon inattendu qu'il ouvre à la science et à la pratique, son mérite de composition et de style, on peut sans crainte lui prédire un succès assuré. Cet exemple, du reste, prouve une fois de plus combien la concentration de l'esprit sur un seul sujet peut communiquer de force. L'encyclopédisme aura

beau prétendre, les détracteurs des spécialités auront beau s'agiter, ils n'aboliront jamais cette loi, qui, dans le présent comme
par le passé, livre le secret des plus importants progrès à ceux
qui circonscrivent leurs efforts dans un cercle étroit et accessible.

Le lecteur se demandera peut-être si M. Rochard a borné aux
dartres ses applications expulsives. Il n'en est rien, et nous
commettrions une omission regrettable en ne donnant pas, à ce
propos, une courte explication. Un lien étroit unit la famille des
dartres. De leur examen découle la théorie, claire et précise.
M. Rochard a craint d'altérer cette évidence en associant aux variétés précédentes des faits ou dont le caractère est moins nettement décidé, ou qui s'offrent dans un état de complication épi-
neux. Ces faits, néanmoins, existent, et en assez grand nombre.
M. Rochard a traité notamment beaucoup de lupus et de teignes.
Franchissant même le cadre des affections cutanées, il a opposé
le plus heureusement du monde à la scrofule et aux engorgements strumeux les préparations d'iode et de calomel. On remarque, en effet, que ce moyen, outre son action topique, met
énergiquement en jeu les fonctions viscérales. Des écrits antérieurs ont déjà consigné toutes ces circonstances ; mais en ce moment même M. Rochard prépare les bases d'un second ouvrage,
destiné à compléter celui dont l'opinion est actuellement saisie, et
qui viendra lui donner une consécration irrévocable.

Union médicale (nouvelle série) du 26 août 1860. Extrait de
l'analyse par M. le docteur Amédée LATOUR :

En définitive, on trouve à signaler dans cet ouvrage une classification nouvelle, basée sur une étiologie plus satisfaisante que
celle des autres dermatologistes, une doctrine pathologique qui
paraît fondée sur une interprétation judicieuse des faits, et enfin,
condition plus essentielle encore, une thérapeutique spéciale dont
les résultats méritent l'attention des praticiens.

Journal des connaissances médicales et pharmaceutiques, n° 3,
30 janvier 1861. Extrait de l'analyse par le docteur BENI-
BARDE :

Il y a eu et il y a encore de très-bons livres, il y en a qui ne méritent pas toujours cette qualification ; quoi qu'il en soit, je sou-

tiens que celui dont je veux parler aujourd'hui est du petit nombre de ceux qui vous instruisent en vous charmant.

Bien que petit quand on le compare à d'autres, on se tromperait si on croyait voir dans ce livre une de ces publications qui s'improvisent et qui passent ; c'est un gros livre, d'une œuvre réfléchie, où la pensée souvent profonde est servie par une logique étonnante et un style toujours parfait. La faiblesse de notre esprit paresseux, qui aime à s'instruire sans fatigue, a été parfaitement comprise par l'auteur ; je l'en remercie sincèrement pour mon compte, en lui disant avec ce philosophe du dernier siècle, Diderot, si je ne me trompe : « Il n'est pas mauvais de ponctuer ses périodes avec des fleurs. »

Aujourd'hui donc, les maladies cutanées sont décrites partout ; tout le monde en parle, et naturellement les opinions sont bien diverses. Les uns, pour prouver le néant de certaines théories, en inventent d'autres. C'est que malheureusement notre science n'est pas comme la géométrie, elle ne se prête pas à la simplicité des lois immuables. Les opinions arrêtées n'appartiennent qu'aux doctes, le vulgaire flotte entre les extrêmes. Certaines de ces opinions sont formulées dans le livre de M. le docteur Rochard, et c'est parce qu'elles sont passées dans son esprit à l'état de conviction qu'il les a livrées loyalement au public.

..... L'auteur est entré dans toutes les questions ; il les a traitées à sa guise, souvent avec une grande érudition, toujours avec un style attrayant ; je lui ai trouvé de l'originalité là où chez quelques autres on ne rencontre que mortels ennuis. En finissant, s'il m'est permis de formuler un désir : je souhaite à M. Rochard que son livre soit lu.

Journal de médecine, de chirurgie et de pharmacologie (Bruxelles), 9 août 1861. Extrait de l'analyse par le docteur BOUGARD :

..... Après ces généralités, l'auteur décrit, avec beaucoup de soin, l'eczéma, depuis l'historique jusqu'au traitement. Nous devons signaler plus particulièrement les paragraphes relatifs au siége anatomique, aux récidives, aux variétés de l'eczéma.

L'auteur décrit ainsi successivement le psoriasis, le pityriasis, le lichen, le prurigo, l'impétigo, le sycosis ; à propos de cette dernière maladie, l'auteur examine et discute, avec infiniment de talent, les difficiles questions de parasitisme et de génération spon-

tanée; il y introduit des notions anatomiques et physiologiques
nécessaires non-seulement pour la solution de la controverse
actuelle, mais encore pour jeter de nouvelles lumières sur l'ensemble de la pathologie cutanée. Enfin, il décrit l'acné et ses variétés. Le tableau que M Rochard fait de ces diverses affections
est tracé de main de maître, d'une clarté parfaite, exempt de détails superflus, d'une franchise et d'une sûreté d'expressions remarquables, abordant carrément les difficultés les plus ardues
pour leur donner une solution profondément raisonnée, réfutant
sans hésiter les opinions des grands maîtres qu'il croit erronées,
examinant avec soin les moyens de guérison proposés, et, sans
s'interdire de recourir parfois à quelques-uns de ces médicaments,
recommandant pour toutes ces affections le moyen qu'il préconise
avec une confiance inébranlable, M. Rochard termine son livre
en rapportant vingt observations de dartres rebelles à tous les
moyens, guéries promptement par l'emploi de sa pommade.

A nos yeux, l'œuvre de M. Rochard a un très-grand mérite :
non-seulement il met entre les mains une arme nouvelle et qui
paraît très-puissante contre des affections qui ne résistent que
trop souvent aux agents que nous possédons, mais encore il
fournit, sur une foule de points controversés, des données et des
aperçus nouveaux dont on devra tenir compte désormais. Nous ne
saurions trop recommander ce livre à l'attention des amis du progrès.

La *Médecine contemporaine* (22 juin 1861). Extrait du Rapport
lu à la Société médicale du 8me arrondissement, dans la séance
du 6 juin 1861, par M. le docteur LINAS.

MESSIEURS,

Je viens remplir une facile et agréable mission : vous parler
d'un bon livre.

Il est intitulé *Traité des maladies de la peau.* L'auteur, vous le
connaissez tous; il est des nôtres : c'est M. Félix Rochard.

Quant à l'œuvre, beaucoup d'entre vous la connaissent déjà,
sans doute, et ont pu l'apprécier; d'autres probablement ont oublié de la lire ou n'en ont pas eu le loisir. Aux premiers, je vais
rappeler les impressions d'une lecture utile; aux seconds, j'inspi-
rerai, je l'espère, le regret de n'avoir pas lu ce livre et le désir de
le lire.....

Le rapporteur, arrivé à la fin de sa tâche, ajoute :

Je vous demanderais pardon d'avoir si longtemps abusé de votre bienveillante attention, si je ne venais pas de vous entretenir d'un livre recommandable à tous égards.

Le *Bulletin général de thérapeutique médicale et chirurgicale*, 15 mai 1861. — Malgré sa véhémence, la critique non signée du livre de M. Rochard est forcée par l'évidence des faits à faire cet aveu :

..... Mais il y a dans ce livre une vue thérapeutique nouvelle qui ne manque certainement pas d'originalité, et qu'on trouve largement exposée là, et qu'on ne trouve guère que là.

Tout le monde sait que la médication topique que M. Rochard oppose aux déterminations locales de l'herpétisme, c'est le composé d'iode et de calomel. Cet agent, employé suivant une méthode que l'auteur décrit longuement, détermine sur les points où il l'applique une sorte de poussée qui, dans une certaine mesure, peut être assimilée à ce que depuis longtemps on appelle la *poussée thermale*. Seulement, ici, l'effet de la réaction est général ; là, il est borné au point même où agit l'agent médicateur. L'auteur a bien recours en même temps à quelques autres moyens que la tradition consacre ; mais le point essentiel de la médication consiste évidemment dans l'action topique du nouveau composé chimique, et il explique son efficacité par l'expulsion de produits morbides semblables ou analogues à ceux fournis par l'organe affecté. En deux mots, le composé d'iode et de calomel est une sorte de maturatif spécifique qui, en dégorgeant les tissus malades, les ramène à l'état normal. Cette théorie est bien simple, il ne faut pas grand effort d'imagination pour la comprendre ; mais qu'importe, si elle est vraie ? et nous croyons qu'elle est *vraie*.

Enfin, la *Revue médicale* du 15 novembre 1860 termine l'analyse du livre de M. Rochard en constatant « les succès remarquables d'une méthode nouvelle et efficace dont, en définitive, M. Rochard a enrichi la thérapeutique. »

La *Presse*, feuilleton du 27 avril 1861. Bibliographie par M. Louis Figuier.

M. le docteur Félix Rochard, médecin adjoint de la prison des Madelonnettes, est un de nos praticiéns qui se sont occupés avec le plus de succès de l'étude des maladies de la peau. Il fait de cette étude le sujet d'un cours à l'École pratique de la Faculté de médecine, et il vient de consigner dans un ouvrage qui a pour titre *Traité des maladies de la peau* le résultat de ses observations sur la matière.

L'étude des dartres occupe une grande place dans le livre de M. Rochard, et son médicament de prédilection, c'est-à-dire le composé d'iode et de calomel, y est étudié sous tant d'aspects que l'on pourrait considérer cet ouvrage comme une véritable monographie clinique de ce précieux médicament, dont l'emploi est de date assez récente.

C'est par l'examen approfondi de l'action locale de ce médicament que M. le docteur Rochard a été conduit à formuler un aperçu vraiment nouveau de thérapeutique générale, sur lequel nous demanderons la permission d'insister un moment.

On reconnaît en thérapeutique quatre méthodes : l'antiphlogistique, l'astringente, la dérivative et la substitutive. Ces modes curatifs ne sont peut-être pas les seuls d'après M. Rochard. L'interprétation des effets thérapeutiques de l'agent chimique l'a conduit à penser que la nature aurait agi dans cette circonstance par des voies encore inappréciées.

Pour résumer ce qui concerne le *Traité des maladies de la peau*, de M. Rochard, nous dirons que, par l'étude anatomique de la peau, l'auteur a été conduit à remonter à l'origine des maladies cutanées et spécialement des affections dartreuses, à déduire leurs différences anatomiques et à ajouter singulièrement, par l'emploi de l'iode et du calomel, aux ressources dont la thérapeutique dispose contre ces rebelles affections.

Correspondance médicale de l'*International* sur les maladies de la peau.

Le docteur Félix Rochard, qui a pris une place si distinguée parmi les médecins spécialistes, a publié récemment des travaux remarquables sur les maladies de la peau, maladies sur lesquelles il vient de jeter des lumières tout à fait nouvelles, et qui se trouvent exposées avec le double talent du praticien et du novateur convaincu, dans un ouvrage intitulé *Traité des maladies de la peau*.

Le *Constitutionnel*, feuilleton du 12 mai 1866. Bibliographie scientifique par Henri de PARVILLE.

GUÉRISONS OBTENUES PAR M. F. ROCHARD DANS LES HOPITAUX DE PARIS.

A l'*Hôtel-Dieu*, un lupus érythémateux, un psoriasis, un cas fort grave d'acné rosacée (couperose) infructueusement soignés à l'hôpital Saint-Louis, ont été traités et guéris dans le service du docteur Piedagnel.

A la *Maison municipale de santé*, MM. Monod et Demarquay ont constaté les avantages de la nouvelle méthode chez une infirmière atteinte d'une couperose pustuleuse depuis plus de vingt années, et qui avait résisté aux divers traitements de l'hôpital Saint-Louis. Cette affection hideuse du visage était considérée comme incurable.

A la *Charité*, M. le docteur Ch. Bernard a été témoin de cures complètes de lupus, d'acnés, de psoriasis rebelles, et traités sans succès à l'hôpital Saint-Louis.

A l'*hôpital Beaujon*, M. Robert, reconnaissant la supériorité de la nouvelle médication sur les autres moyens, a publié une observation de sycosis pustuleux et tuberculeux que M. Rochard a guéri dans son service. (Voir le *Moniteur des hôpitaux* du 25 mai 1858).

A l'*hôpital des Cliniques*, guérison de plusieurs acnés rebelles; les observations se trouvent dans le *Moniteur des hôpitaux* (1855 et 1856). M. le professeur Nélaton a bien voulu en faire le sujet d'une leçon qui se trouve reproduite à la page 209.

Enfin, M. le professeur Andral a pu constater, chez une jeune femme qu'il avait confiée aux soins de M. Rochard, la guérison complète d'un *eczéma invétéré*, en même temps qu'une notable amélioration de la santé générale. — Pas de récidive depuis deux ans passés.

TABLE DES MATIÈRES

PARIS. — IMP. DE VICTOR GOUPY, RUE DE RENNES, 71.